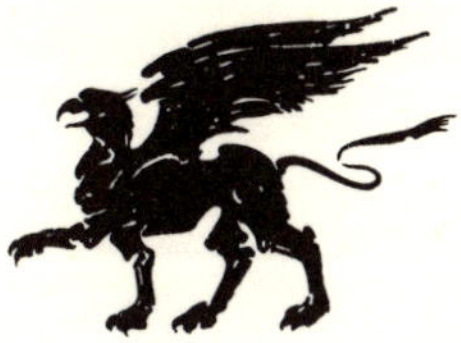

Ernest Pickworth Farrow
Bericht einer Selbstanalyse

Eine Methode, unnötige Ängste und Depressionen abzubauen

Mit einem Vorwort von Sigmund Freud

Klett-Cotta

Inhalt

Vorwort

Der Verfasser ist mir als Mann von starker und unabhängiger Intelligenz bekannt, der wahrscheinlich infolge einer gewissen Eigenwilligkeit mit den zwei Analytikern, mit denen er es versuchte, nicht zurechtkommen konnte. Er wandte sich dann zur konsequenten Anwendung des Verfahrens der Selbstanalyse, dessen ich mich seinerzeit zur Analyse meiner eigenen Träume bedient habe. Seine Resultate verdienen gerade wegen der Besonderheit seiner Person und seiner Technik Beachtung.

Sigmund Freud (1926)

Einführung

Als Ernest Farrow vor etwa dreißig Jahren als postgradualer Student an der Universität Cambridge die Vegetation im ostenglischen »Breckland« erforschte, einem bemerkenswerten Landstrich mit sonderbaren Zügen, arbeitete er unter meiner akademischen Aufsicht. Ich merkte bald, daß Farrow ein junger Mann von ausgeprägter Originalität war und die Probleme, welche er lösen wollte, ohne Umschweife anpackte; und schließlich gelang es ihm durch eigene, zwar ganz einfache, aber raffiniert angewandte Versuchsanordnungen, die Wachstumsbedingungen im Breckland aufzuhellen. Das war eine hervorragende ökologische Forschungsleistung.

Seitdem hat er sich einem ganz anderen und viel schwierigeren Untersuchungsgebiet zugewandt – dem menschlichen Geiste; und in dem vorliegenden Buch (das in Amerika zu meiner Genugtuung unabhängig veröffentlicht wird) erweist er sich als der gleiche gediegene Forscher wie in der Breckländer Heide.

Hier nun zeichnet er die Ergebnisse einer anhaltenden, hartnäckigen Selbstanalyse auf, deren Methode er auch wieder selbständig entwickelt hat, obwohl Freud vor vielen Jahren schon etwas Ähnliches benützt hatte. Sie beruht auf der psychoanalytischen Grundregel des freien Einfalls – jener klassischen, bis heute unübertroffenen Verfahrensweise, die durch nichts zu ersetzen ist, wenn wir in die unbewußten Tiefen unseres Geistes vordringen möchten, wie nützlich andere Hilfstechniken dabei auch sein mögen. Farrows Methode bringt es allerdings mit sich, daß die Versuchsperson, statt mit einem Analytiker zu reden, alles ununterschiedlich aufschreibe, was ihr durch den Kopf geht, wobei sie sich der bewußten Lenkung ihrer Gedanken stets streng enthält.

Auf diese Weise grub Farrow die verschütteten Erinnerungen

an eine Reihe von Ereignissen aus, die in seine frühe Kindheit fielen – eine reicht sogar in den sechsten Lebensmonat zurück –, befreite sich so von den oft heftigen Gefühlen der Furcht und Feindseligkeit, die damit verbunden waren, und vermehrte vor allem seinen Seelenfrieden und sein Wohlbefinden.

Wo Farrow gewisse gängige Lehrmeinungen der »orthodoxen« Psychoanalyse kritisiert, dient er oft genug der Sache; berechtigt sind auch seine Bemerkungen über den Stil, in dem zwei Analytiker, in deren Behandlung er sich begab, seine Analyse aufzogen, obwohl ich nicht alle seine theoretischen Ansichten über den Gegenstand voll teilen kann.

Dieses – entschieden unterhaltsame – Buch zeichnet sich durch Originalität und Beharrlichkeit und in hohem Maße durch Aufrichtigkeit und Unumwundenheit aus; und wenn man sich vielleicht auch fragen mag, ob viele seiner Leser die Entschlußkraft und Ausdauer werden aufbringen können, um die Methoden des Verfassers mit dessen Strenge zu befolgen, so können sie es doch alleweil probieren. Wenn sie es dringend genug brauchen, ihnen aber die Mittel oder die Lust fehlen, sich einen guten Analytiker zu nehmen - das hat für die meisten Menschen Vorteile, die man aus einer Selbstanalyse nicht ziehen kann, glaube ich –, dann *sollten* sie es versuchen, und zweifellos werden viele das tun.

November 1945 A. G. Tansley

Ein Wort an Nichtpsychologen

Viele Menschen haben das eine oder andere Nerven- oder Seelenleiden, zum Beispiel krankhafte Angstzustände, Sorgen und Depressionen. Sie finden es sehr schwer, sich zufriedenstellend ans Dasein anzupassen, weil sie den »Faden des Lebens« nicht zuversichtlich aufnehmen können. Tatsächlich verbringen viele Menschen ihr Leben in einem Zustand, der von Seelenqual nicht gar so weit entfernt ist: unter einer Wolke von strapazierendem Streß und niederdrückenden Leiden. Sie wissen nicht, daß die Psychoanalyse ihr Gemüt von allen diesen Plagen vollständig befreien könnte. Zweifellos haben viele Seelenstörungen, welche die daran Leidenden einer ererbten Schwäche oder gewissen Krankheiten oder Hirnschäden zuschreiben möchten, rein psychologische Ursachen und sind so einer entsprechenden Behandlung zugänglich.

Sehr oft fängt mit der Psychoneurose ein Teufelskreis an. Der Befallene kann infolge seiner Neurose keine Arbeit bekommen, und wenn er arbeitslos ist, bläst er Trübsal und macht die Neurose dadurch noch schlimmer. Leider gibt es nicht genug Psychoanalytiker oder Krankenhäuser, die sich um die ernsten Fälle von Nerven- oder Seelenleiden – manche am Rande des Zusammenbruchs – kümmern könnten. Dieses Buch wird sich daher – hoffentlich – als wirklich hilfreich erweisen.

Viele Menschen glauben, daß die Nichtbehandlung der Nerven- und Seelenstörungen für unsere moderne Kultur eine der größten Gefahren darstellt. Einige Leute machen die Hetzjagd und das angespannte Leben in den Großstädten für die Zunahme der seelischen Störungen verantwortlich. Diesem Verschleiß wären die meisten Menschen aber doch wohl gewachsen, wenn ihre Seele nicht von mancherlei verderblichen – verdrängten –

Einflüssen und Ereignissen im Wiegen- und Kindesalter geschädigt worden wäre. Das praktische Hauptziel des sogenannten psychoanalytischen Prozesses ist die Erleichterung nervöser Symptome und letztlich die Aufhebung der schädlichen Folgen dieser frühen Verdrängungen.

Ein Rezensent dieses Buches (*Health for All*) meint: »Psychologen, die tagtäglich praktische Probleme des Einzelnen behandeln, wissen, daß zu viele Erwachsenenleben von dem Würgegriff unerklärter Befürchtungen, Zweifel und Ängste, die nicht jüngsten oder gegenwärtigen Ursprungs sind, verheert werden. Die Streiche, welche der unaufgeklärte Verstand uns spielen kann, die versickerten Erinnerungen, die ›in veränderter Gestalt... grimmige Gewalt‹ üben, die lähmenden Selbsteinschüchterungen, die von Hemmungen und Verdrängungen ausgehen, welche uns von den mächtigen Erwachsenen während der für die Charakterbildung entscheidenden Kindheitsjahre *aufgebürdet* wurden: das sind die Feinde des Fortschritts, die wir vernichten müssen. Wir können es...«

Alle Nerven- und Seelenleiden können grob in zwei Klassen eingeteilt werden: 1. funktionelle nervöse Störungen wie die Psychoneurosen und 2. Störungen, die auf organische Krankheiten oder Verletzungen des Gehirns beziehungsweise anderer Teile des Zentralnervensystems zurückzuführen sind.

Wenn körperliche Schmerzen oder organische Beschwerden auftreten, muß unbedingt ärztlicher Rat eingeholt werden.

Liegen organische Störungen oder Verletzungen nicht vor, dann rühren die Symptome wahrscheinlich von einer bestehenden Psychoneurose her. Psychoneurosen kommen, wie gesagt, sehr häufig vor, und einige ihrer Ausdrucksformen muten den Kranken häufig sehr sonderbar, unerklärlich oder beängstigend an: bis die Analyse sie zu guter Letzt durch Aufdeckung ihrer Ursachen behebt.

Zu den häufigsten Symptomen einer Psychoneurose gehören: chronische Sorgen, Unglücklichsein, Depressionen ohne offenkundige Ursache in den Lebensumständen, grundlose Angst, Teilnahmslosigkeit, Weltuntergangsstimmungen, das Gefühl, sich mit einer seelischen Last abzuschleppen, die man weder kennt noch beschreiben kann, die wiederkehrende oder dauernde Furcht, diverse organische Leiden zu haben, von denen die Ärzte keine Spur finden, grundlose Schüchternheit oder richtige Angst oder Panik in bestimmten Situationen; das Gefühl übermäßiger oder krankhafter Abhängigkeit von anderen, unvernünftige Furcht vor Tadel, eine ungesunde Einstellung sexuellen Dingen gegenüber, »seltsame« Zwänge, Widerwille gegen die Alltagsarbeit, der fälschlich als Faulheit ausgelegt wird, »Phobien« (z. B. Klaustrophobie oder Raumangst), Minderwertigkeitsgefühle, Druckempfindungen in verschiedenen Körperteilen oder im Kopf, harmlosere fixe Ideen wie der Zwang, sich über die Größe, Farbe, Form seiner Hände oder die Gestalt und Größe seines Kopfes oder Kinns ausgiebigen Zweifeln hinzugeben; und dergleichen mehr. Es hilft dem Leidenden zu wissen, daß viele andere Leute auch neurotische Schwierigkeiten haben.

Im Laufe der letzten fünfzig Jahre etwa sind ungemein wichtige Entdeckungen hinsichtlich des Wesens und Ursprungs dieser psychoneurotischen Störungen gemacht worden, die hauptsächlich den Forschungen des verstorbenen Professors Freud zu danken sind. Die Psychoanalyse ist für die Aufhebung neurotischer Symptome der oben aufgezählten Art besonders wirksam. Zu keinem anderen Zwecke wurde das analytische Heilverfahren ins Leben gerufen und entwickelt. Die Aufhebung der genannten seelischen Schwierigkeiten durch die Analyse ist jedoch beim Laienpublikum – oder selbst bei der Ärzteschaft – noch nicht lange genug akkreditiert, um der Art des Verfahrens ein angemessenes Verständnis zu sichern.

In einigen Kreisen mag der Eindruck entstanden sein, daß die wissenschaftliche Beseitigung von Psychoneurosen bestenfalls noch zu sehr im Versuchsstadium stecke, um als nützlich gelten zu können; und daß sie schlimmstenfalls bloß eine Abart der Quacksalberei oder, wie die Autosuggestion, von mehr als zweifelhafter Wirksamkeit sei. Beide Ansichten sind fraglos grundverkehrt. Die erwähnten psychologischen Methoden gehören heute durchaus zur orthodoxen ärztlichen Praxis, sind aber noch nicht so allgemein bekannt, wie sie es verdienten. Das hängt mit dem Mangel an ausgebildeten Psychoanalytikern zusammen sowie mit der

Dauer (und infolgedessen den Kosten), welche die orthodoxe Form dieser speziellen Behandlung erheischt, die der fortwährenden Präsenz eines persönlichen Analytikers bedarf. Viele dieser Erschwerungen lassen sich umgehen, wenn man sich die im vorliegenden Buch beschriebene Methode zu eigen macht.

Es sollte wohl nachdrücklich festgestellt werden, daß – soviel wir heute wissen – der neurotisch Leidende bloß seine Zeit vergeuden würde, wenn er sich außerhalb der psychologischen Medizin nach Heilung umsähe. Zur Stütze dieser Bemerkung sei gesagt, daß der neurotische Patient für den gewöhnlichen Arzt der Fluch seines Lebens ist, und zwar genau deshalb, weil er ihm nicht wirklich helfen kann (wenn er ihn nicht psychoanalysiert). Daher verliert er oft die Geduld und läßt sich zu allerlei nutzlosen Ratschlägen hinreißen, wie: »Sie bilden sich Ihre Leiden bloß ein; schlagen Sie sich die mal aus dem Sinn!« – »Sie beschäftigen sich zu viel mit sich selbst; schließen Sie sich mehr an andere Menschen an.«

Sicher haben es viele praktische Ärzte mit ihren nervenkranken Patienten nicht gerade leicht, denn viele von ihnen haben sehr wenig Zeit, sich mit der medizinischen Psychologie bekanntzumachen oder sie zu praktizieren. Viele Menschen sehen auch ein, daß sie in Wirklichkeit seelisch leiden. Darum vertrauen sie sich einem praktischen Arzt sehr ungern an, da ihre Erfahrung sie gelehrt hat, daß der ihnen nur diese oder jene Medizin verschreibt oder sie mit nutzlosen Ratschlägen abspeist.

Ihr Mißtrauen ist begreiflich, denn die Nervenleiden, um die es sich hier handelt, lassen sich gewiß nicht mit »Stärkungsmitteln« herunterspülen oder sonstwie medizinisch kurieren, da solcherlei Behandlung einfach nicht den Finger auf den Grund der Wunde legt.

Überraschend viele Menschen fürchten, in Wahnsinn zu verfallen, auch wenn diese Furcht ganz unbegründet ist. Solche Furcht bezeugt weit eher, daß der Befallene seiner Psychoneurose erlegen ist und nicht etwa dem Wahnsinn; denn den Geisteskranken kennzeichnet es bekanntlich ja gerade, daß er sich *nicht* krank fühlt. Er meint vielmehr, die anderen hätten unrecht – nicht er! Er wird daher leicht störrisch und verschließt sich, und das ist bekanntermaßen eine der Hauptschwierigkeiten bei der Behandlung von Geisteskrankheiten. Der Psychoneurotiker verhält sich dagegen ganz anders – er erkennt, daß er krank ist, und ihm liegt für gewöhnlich sehr daran, wieder gesund zu werden. Erwähnt sei noch, daß viele neurotische Symptome zu Intensitätsschwankungen und periodischer Wiederkehr neigen oder sich, je nach dem Allgemeinbefinden oder den wechselnden Lebensumständen des Patienten, mehr oder weniger fühlbar machen, so daß der Patient nach wöchentlichem oder längerem Intervall wieder mehrere Tage lang »trübsinnig« oder übler daran ist. Wo solche Rückfälle zum Krankheitsbild gehören, tritt die heilsame Wirkung der Psychoanalyse manchmal besonders rasch und schlagend ein: vielleicht weil man da stets auf die relativ gesunden Zwischenzeiten als Vergleichsnorm zurückgreifen kann. Oft gelingt der Analyse die gänzliche Ausschaltung der »trübsinnigen« Strecken. Oft verringert sie deren Häufigkeit ganz erheblich und nicht so sehr deren Intensität, obwohl man erwartet hätte, daß sie zunächst die Intensität und danach erst die Häufigkeit herabsetzen würde.

Viele psychologische Laien erführen wohl gern Näheres über die Theorie der »Deckerinnerungen«. Hier ist ein Beispiel aus dem Leben. Die früheste klare Erinnerung einer gewissen Dame war, daß sie im Alter von etwa drei Jahren sah, wie ihre Mutter sich einen olivgrünen Hut mit Kunstblumen aufsetzte. Man sieht, daß dieses Erinnerungsbild an und für sich nicht denkwürdig genug ist, um sich so deutlich einzuprägen. Man hat daher nachkonstruiert, daß dieses »Deck«-Bild sich an einen *wirklich* erregenden Vorfall anschloß, der eine – sogleich verdrängte – Gemütsbewegung auslöste, die sich schonungshalber an die harmlose Kunstblumenhut-Erinnerung heftete. Die Hut-Erinnerung wird daher als »Deckerinnerung« für die voraufgegangene Gefühlserinnerung betrachtet.

Hier könnte sich eine vereinfachte Erklärung der psychoanalytischen Theorie von der Neurosenentstehung anschließen. Diese Fragen werden jedoch erst im zweiten und dritten Kapitel aufgenommen. Dort wird auch die Behandlungsmethode erklärt; wir sehen dann, was der Analytiker in der Behandlungsstunde vom Patienten erwartet, also wie er ihn anweist und anleitet, jedem beliebigen Gedanken, der ihm in den Sinn kommt, widerstandslos Raum und unmittelbar Ausdruck zu geben. Es hat sich herausgestellt, daß dieser Prozeß zu guter Letzt mit allen psychoneurotischen Symptomen gründlich aufräumt.

Vorwort zur dritten Auflage

Zweifellos gibt es viel mehr Menschen, die an nagenden Sorgen, grundloser Furcht, an Depressionen und an Minderwertigkeitsgefühlen leiden, als man gemeinhin annimmt. Der Ausdruck »Minderwertigkeitsgefühle« ist dem Ausdruck »Minderwertigkeitskomplex« sicher überlegen, denn für gewöhnlich steuern mehrere verdrängte Komplexe ihren Anteil zu den Gefühlen der Minderwertigkeit bei. Eine ständig krause Stirn, jedweder permanent angestrengte Gesichtsausdruck verraten untrüglich die Anwesenheit von Komplexen, die dem Leidenden überhaupt nicht bewußt sind. Ein seelisch gesunder Mensch hat ruhige Züge und sieht glücklich aus. Cicero hat recht: *»Imago animi vultus est.«**

Die hier beschriebene Methode der Selbstanalyse hat der körperlichen und seelischen Gesundheit des Verfassers entschieden aufgeholfen. Er kann daher nur annehmen, daß sie sich an anderen Menschen ebenso bewähren wird. Sie beseitigt Minderwertigkeitsgefühle und andere psychoneurotische Symptome und kann die Nachwirkungen von Kriegsbelastungen erheblich mildern.

Die meisten Leute können sich die Analyse bei einem Berufsanalytiker, so sehr sie ihnen auch helfen würde, einfach nicht leisten. Überdies gibt es viel zu wenig qualifizierte Analytiker für das Heer von Menschen, denen diese Behandlung guttäte. Man wirft der Psychoanalyse häufig, wenn auch ohne Grund, vor, der Berufsanalytiker lese den guten Ausgang der Behandlung in den Patienten hinein; an der hier beschriebenen Methode kann das offensichtlich nicht ausgesetzt werden, da sie ja ohne einen Analytiker auskommt.

---

* Die Miene ist das Abbild der Seele (Anm. d. Übers.).

Die Selbstanalyse hat noch einen bedeutenden Vorteil: Menschen, die sich sonst scheuen würden, einem Fremden ihre intimen Gedanken mitzuteilen, brauchen sich darum nicht zu kümmern; sie brauchen diese Gedanken bloß für sich selbst niederzuschreiben und können sie dann so lange verschlossen aufbewahren, bis die Gefühle verraucht sind, die hinter den Gedanken schmorten. Der Verfasser konnte feststellen, daß die Selbsterforschung schneller vonstatten ging, wenn er nicht fortwährend mit dem Widerstand gegen jede neue Vertraulichkeit kämpfen mußte, die der Analytiker ihm abverlangte; die Ausschaltung dieses Kampfes ermöglichte ihm in der Eigenanalyse eine entsprechend größere Arbeitsleistung.

Ein weiterer Vorteil: Man braucht als Selbstanalytiker nicht auf die persönlichen Eigenarten des Analytikers einzugehen. So versteifte sich der erste Analytiker des Verfassers darauf, daß dieser sich mehrere Tage hintereinander um nichts kümmere als um ganz bestimmte seiner Träume, wie sehr seine bewußten Gedanken von ihnen auch abschweifen mochten; das verwirrte und ärgerte den Verfasser beträchtlich und hielt den Fortschritt der Analyse auf (siehe das zweite Kapitel).

Sobald man sich eine respektable Gedankenmasse durch ihre schriftliche Niederlegung aus dem Sinn geschlagen hat, klingen die Verdrängungen ab, der Kopf wird klarer, und bald packt man alles, was im täglichen Leben Vorrang beansprucht, viel herzhafter an als vorher.

Der Verfasser hat zwar die »Übertragung« und ihre angebliche gefühlslösende Nützlichkeit persönlich kaum (oder gar nicht) verspürt; trotzdem hat er das Empfinden, daß sie für eine Tiefenanalyse durchaus entbehrlich ist. Für eine solche und auch für haltbare therapeutische Resultate erweist sich, wie ihm scheint, einzig und allein ungehindertes und langanhaltendes freies Assoziieren als hilfreich. Die Wirkung der »Übertragung« hält er weit eher für Schein und unbeständige Illusion; eine andauernde, tiefreichende Heilwirkung, die sich mit derjenigen des freien Assoziierens messen könnte, dem die »Abreaktion« und Abfuhr der Gefühle folgt, möchte er ihr absprechen. Indessen mag der Ausdruck »Übertragung«, wie ihn die orthodoxe Analyse braucht, zu eng gefaßt sein, denn seine Gedanken kann man doch offensichtlich nicht niederschreiben, ohne sie auf das Papier zu »übertragen«, und der Patient kann sich durchaus selbst zum Patienten haben, wie im dritten Kapitel nachgewiesen wird.

Ein Freund, dessen Scharfsinn der Verfasser sehr schätzt, meinte, die Übertragung allein habe gar keine dauernde Wirkung; wolle man daher die Nachwehen ernstlicher Schwierigkeiten überwinden (abreagieren), so solle man sich deren Ursachen analytisch genau klarmachen und sich dann an einen stillen Ort begeben und »ganz gehörig darüber fluchen«. Auch das Zerschlagen eines Gegenstandes von geringem Wert könne als symbolische Zerstörung der ärgerlichen Sache selbst manchmal abhelfen. Manche Menschen brüteten jahrelang über ein Ärgernis nach; selbst das könne sich schließlich, da es klärend wirke, seelisch bezahlt machen, sei aber auch dann noch ein kostspieliger, weil langwieriger Prozeß, dem die Analyse unendlich überlegen sei.

Ein anderer Freund dagegen dachte, die aufzeichnende Selbstanalyse wirke sich zwar recht heilsam aus und könne höchstwahrscheinlich auch einige sekundäre Verdrängungen zerstreuen; aber den schärfer bewachten Urverdrängungen könne sie nicht beikommen.

Der Verfasser dagegen hat die Erfahrung gemacht, daß langanhaltende Einfallsaufzeichnungen auf den Grund der Urverdrängungen vorstoßen und sie schließlich völlig auflösen. Kaum etwas kann gründlicher verdrängt werden als gewisse Erlebnisse, von denen in diesem Buch noch die Rede sein wird, und doch wird man sehen, wie der Scheinwerfer der Analyse sie alle nacheinander durchdrang — bis Erinnerungen an den sechsten Lebensmonat auftauchten.

Der Verfasser ist sicher, daß jeder beharrlich Entschlossene tief analysiert werden kann — wie weit er auch von einem Analytiker entfernt wohne, wie umständlich oder beschwerlich die Fahrt zur Behandlung, womöglich sogar in eine fremde Stadt, auch sei, wie schwer es ihm auch fallen würde, die meist teure Analyse zu bezahlen. Aber man muß zunächst eben eisern beharren, ehe man schließlich seines gesteigerten Wohbefindens gewahr wird. Dieses Gewahrwerden ermutigt einen natürlich sehr.

Das »freie Assoziieren« läßt sich etwa so beschreiben: Auf bewußte Gedankenlenkung ganz und gar verzichten und statt dessen alles sagen oder niederschreiben, was einem gerade in den Sinn kommt. Wer den Arbeitsstil, der in diesem Buch beschrieben wird, einmal ausprobieren will, mag sich durch einen Brief ermutigt fühlen, den Professor Tansley aus Wien an den Verfasser schrieb (Auszug mit freundlicher Genehmigung v. Prof. Tansley):

»Ich habe das dritte Kapitel erhalten und mit Professor Freud diskutiert. Es hat uns beide sehr interessiert. Mich beeindruckt besonders die Kraft und Geschicklichkeit, mit der Sie die korrekte Technik des freien Assoziierens darstellen. So gut und nachdrücklich habe ich das noch nie dargestellt gesehen, und als ich Freud auf diesen Teil Ihrer Arbeit noch besonders hinwies, meinte er: ›Ja, tadellos‹, und so entschieden lobt er ja nicht oft.«

Dieses Buch will den Leser ausführlich und genau anweisen, eine Analyse der eigenen Psyche durchzuführen; es enthält daher auch eine Beschreibung des Verfahrens, mit dem der Verfasser seinen eigenen Kindheitserlebnissen auf die Spur kam. Mit Hilfe dieser erläuterten Anweisungen kann der Leser das Verfahren auf seine eigenen seelischen Bedürfnisse zuschneiden; seine selbstanalytische Mühe wird ihm gewiß mit einem Zuwachs an Gesundheit und Glück vergolten.

Dabei werden wahrscheinlich schmerzliche Erlebnisse der Vergessenheit entrissen. Zur Entschädigung wird man durch konsequente Fortführung der Analyse erstmals die verdrängten Gefühle los, die seit jeher mit diesen Erlebnissen verbunden waren.

Verdrängte Gefühle und Verstimmungen lähmen den Betroffenen bis an sein Lebensende — es sei denn, er verwandelt das Verdrängte in Erinnerung und bewußtes Leid zurück, um sich endgültig von seinem Elend zu befreien. Diese Tatsachenzusammenhänge begreift man freilich erst, nachdem man einmal solche verdrängten Materialien aus dem eigenen Unbewußten entfernt und dann die eigene Gesundung beobachtet hat. Die psychoanalytische Therapie erzielt ihre Heilerfolge ja in erster Linie durch die Abfuhr verdrängter *Gefühle*. Die bloße Erinnerung, sei es die der

Kindheit oder die späterer Jahre, ist für sich allein therapeutisch unzulänglich, obgleich man natürlich solche Erinnerungen zunächst einmal haben muß, um die von ihnen verdrängten Gefühle überhaupt ablösen und danach abreagieren zu können.

Einflüsse von außen schaden uns manchmal, und manchmal fördern sie uns. Die Analyse kann uns helfen, viele dieser Schäden zu heilen und das weiterzupflegen, was uns gefördert hat. Das ist kein übler Gewinn.

Ursprünglich war der Verfasser gegen die Psychologie voreingenommen; er bevorzugte die Erforschung des Sichtbaren. Seine Erfahrungen haben ihn einsichtiger gemacht. Für den Einzelnen gibt es ja auch letzten Endes im ganzen Weltall keine greifbarere Wirklichkeit als seine seelischen Erlebnisse. Die Psychoanalyse kam ihm anfangs höchst bedenklich vor. Aber die Erfahrung hat ihn gelehrt, wie wertvoll sie ist, wenn man sie kunstgerecht ausübt. Ihre therapeutische Wirksamkeit ist inzwischen erkannt und erhöht worden, und verfeinerte Formen dieser Methode sind wohl aus der Heilkunde nicht mehr wegzudenken — es sei denn, sie würden von rascher wirkenden Behandlungsformen abgelöst, oder überholt. Aber selbst solche überlegenen Verfahren würden wahrscheinlich von den Ergebnissen der Analyse und ihren bedeutenden psychologischen Entdeckungen und Heilerfolgen abhängig bleiben; sie könnten diese jedenfalls nicht außer acht lassen.

Wie die Psychoanalyse ihre therapeutische Wirkung im einzelnen entfaltet, mag ein großes Rätsel bleiben, sie verfehlt aber ihre Wirkung nicht, und diese Wirkung ist beträchtlich. Beim Verfasser beseitigte sie zum Beispiel sehr schnell eine ständig wiederkehrende Psychoneurose, die sich nach bestimmten, sehr unangenehmen Erfahrungen beim Militär während des Ersten Weltkriegs eingestellt hatte und ihn in Abständen von zehn Tagen bis sechs Wochen immer wieder für drei bis vier Tage in eine tiefe Depression versetzte. Sie reduzierte ferner eine Neigung zur Selbstbespiegelung, indem sie deren Ursachen abstellte. Innerhalb eines einzigen Monats brachte sie auch eine zunehmende Reizbarkeit und Übellaunigkeit zum Stillstand. An die Stelle dieser Stimmungslabilität traten schließlich Glück und Zufriedenheit, nachdem die deprimierenden Nachwirkungen gewisser frühkindlicher und kindlicher Traumata, die in diesem Buch beschrieben werden, behoben waren. Eine leichte, aber spürbare Neigung zum Zwangsdenken und zu grundloser Angst verschwand spurlos. Im Endergebnis ist der Verfasser nun dank seiner Selbstanalyse viel lebensbejahender und glücklicher als vorher. Infolgedessen schätzt er die Psychoanalyse hoch und ist ihr dankbar für die neue Lebenszuversicht, die sie ihm geschenkt hat.

Einige Leser haben zur Freude des Verfassers brieflich berichtet, daß dieses selbstanalytische Verfahren ihre Gesundheit bedeutend verbessert hat. Die nachstehenden Auszüge sind typisch und unterstützen die Behauptung des Verfassers, daß die Selbstanalyse tatsächlich sehr hilfreich ist. Hoffentlich ermutigen diese Briefauszüge auch andere Leser, das Verfahren anzuwenden, um herauszufinden, wie es bei ihnen anschlägt:

> »... Meine Gesundheit bessert sich merklich, denn ich konnte Verdrängungen ausgraben, die seit ihrer Verursachung im frühen Kindesalter verdeckt und vergessen worden waren. Natürlich werde ich durch meinen Erfolg angefeuert und brenne darauf, womöglich noch mehr heraufzuholen... Meine bisherige Mühe hat sich wirklich gelohnt... Ihr System hat Hand und Fuß, doch muß der Patient, ob Mann oder Frau, sich anstrengen, wenn er sich wirklich helfen will...«

Ein anderer Leser schrieb:

> »... Vor zwei Tagen etwa überfiel mich am Anfang meiner regelmäßigen Abendübung mit Ihrer selbstanalytischen Methode ein unbekanntes Gefühl – ein Gefühl der Schwerelosigkeit, des Wohlbehagens, ein schönes, glückliches Gefühl...«

Einige Leser drücken ihre Genugtuung darüber aus, daß ihre neurotischen Tendenzen ihnen nach Anwendung der Methode rasch ein Gegenstand des Interesses, ja ein Grund zur Hoffnung wurden, während sie früher stets niederdrückend gewirkt hatten.

Der Verfasser glaubt seit langem schon, daß bestimmte Fälle von Schwermut oder manisch-depressivem Irresein bereits im Keim erstickt werden könnten, wenn sie gleich in den Anfangsstadien selbstanalytisch aufgefangen würden. Es ist wahr, man muß sich geistig abmühen, um die Selbstanalyse in Schwung zu bringen; aber selbst ein geringes Maß an Analyse kann schon gewisse Gemütsleiden verhüten oder aufhalten. Ja, der Verfasser hält die Fähigkeit der Analyse, künftigen Krankheiten vorzubeugen, für eine ihrer hoffnungsvollsten Begleiterscheinungen. Er war daher von einem Brief beeindruckt, in dem unter anderem steht:

> »... und ich wurde wahnsinnig. Es war die reinste Hölle. Meine Mutter mußte mich die ganze Nacht halten und brachte mich am nächsten Morgen zum Arzt... (der Arzt) riet mir, eine Selbstanalyse zu versuchen... Mir geht es nun viel besser als vorher... Ich hatte große Angst, daß der Analytiker mich für unheilbar hielt... Diese Woche sagte eine Kollegin zu mir: ›Ihnen geht es jetzt viel besser, nicht wahr?‹ ›In welcher Beziehung?‹ fragte ich. ›Wie soll ich sagen?‹ erwiderte sie. ›Gewöhnlicher – normaler...‹«

Nun schien der Zustand dieser Frau so hoffnungslos, daß sogar ein ärztlicher Analytiker nichts damit zu schaffen haben wollte, und doch erholte sie sich davon. Da fragt man sich natürlich, ob die Selbstanalyse nicht auch in gewissen anderen schweren Fällen fruchten würde. Mindestens könnte sie ausprobiert werden. Würde sich zum Beispiel nicht der krankhafte Argwohn gewisser Patienten weniger hindernd auswirken, wenn er sich nicht dauernd gegen die Person eines Analytikers richten müßte?

Zu diesem Punkt äußerte sich auch ein Rezensent dieses Buches im *Medical Journal of Australia*: »In Zukunft könnte die Selbstanalyse auch *neben* einer regelrechten Analyse von solchen Patienten angewendet werden, die sich vor der vorübergehenden Abhängigkeit vom Analytiker übermäßig fürchten...«

Ein Analytiker schrieb, daß er seinen Patienten dieses Buch deshalb empfehle, weil es den Wert von »Hausaufgaben« verdeutliche. Nach der Erfahrung des Verfassers ist das eine glänzende Idee, denn damit läßt sich die Analyse in vielen Fällen sicher sehr beschleunigen. Auch könnten die Analytiker auf diese Weise höchstwahrscheinlich viel mehr Patienten behandeln, als es ihnen derzeit möglich ist. Jeder »Selbstanalytiker« könnte sich dann mit allen ernsthaften Schwierigkeiten, die im Verlauf der Eigenarbeit auftauchen, an den Analytiker als »Vertrauensmann« wenden.

Von Uneingeweihten wird das analytische Heilverfahren offenbar vielfach mißverstanden. So sagt der Analytiker dem Kranken beispielsweise niemals etwas über seine frühe oder spätere Kindheit »auf den Kopf zu«, denn solches »Weismachen« hätte wahrscheinlich so gut wie keine Heilwirkung. Im Gegenteil, der Patient vertraut dem Analytiker seine Sorgen an, wälzt sich damit einen Stein von der Seele und setzt sich so instand, mit alten, ungelösten Problemen besser fertigzuwerden.

Ohne Zweifel war Freud der »Darwin des Geistes«, selbst wenn es sich mit der Zeit herausstellen sollte, daß er sich hier und da geirrt hat. Jedenfalls hat er mit dem Verfahren des »freien Einfalls« der Erforschung des Geistes und der Heilkunde neue Wege gewiesen und dabei die wichtige Rolle des »Widerstandes« und der »Verdrängung« entdeckt. Hauptsächlich weil sie vom Vorgang der »Verdrängung« nichts wußte, konnte sich die Psychologie vor Freud keiner namhaften Entdeckungen rühmen. Vor Freud war die Psychologie für viele Studenten ein etwas fades und reizloses Fach; er machte sie zum Ereignis.

Die seelischen Inhalte des »Unbewußten« sind weit unbewußter als der Inhalt eines vergessenen Traumes und noch unbewußter als der Name einer Person, der einem »auf der Zunge schwebt«.

Dieses Buch fußt auf mehr als 3500 Stunden Forschungsarbeit, die sich über 25 Jahre hinzog und über 14 Millionen »frei assoziierte« Wörter abwarf. Das solchermaßen produzierte und hier mitgeteilte Material wurde vom Verfasser streng gesichtet und wissenschaftlich-kritisch gemustert und, wo immer möglich, mit den unabhängigen Erinnerungen derjenigen Personen verglichen, die ihm in seiner Kindheit nahestanden. So ist dieses Buch das erste seiner Art: nämlich eine neue Art von Autobiographie, die sich mit Erfahrungen auseinandersetzt, welche der Verdrängung verfielen, weil sie dem Verfasser seinerzeit zu schmerzvoll waren, und die erst nach psychoanalytischer Durchdringung erinnert werden konnten. Hoffentlich folgen ihm ähnliche Selbstdarstellungen nach; denn eine stofflich-thematische Zusammenstellung mehrerer solcher selbstanalytischen Lebensgeschichten wäre gewiß von großem wissenschaftlichen Wert.

Auch wäre zu hoffen, daß die hier dargebotene Erläuterung der methodischen Selbstanalyse in Verbindung mit anderen psychoanalytischen Schriften mit Gewinn gelesen wird. Solche Schriften erinnern den Leser ja häufig an Erlebnisse aus seiner eigenen Kindheit und seinem späteren Leben; die hier dargestellte, selbstanalytische Methode würde ihn so befähigen, die Gefühle, die an diesen Erlebnissen haften, zu lockern und so seine Selbstanalyse zu erleichtern.

Am Ende dieses Buches werden mehrere Bücher zur weiteren Lektüre empfohlen.

Der analytische Prozeß wirft ein Licht auf die höchst verwikkelten und eng verflochtenen Gedankenabläufe im Geiste des Erwachsenen, so daß er sich selbst und andere viel besser verstehen lernt als zuvor. Zum Beispiel erweist die hier beschriebene Selbstanalyse, ebenso wie eine gewöhnliche Analyse, daß sich der sogenannte »Herdentrieb« aus mehreren Bestandteilen und Komponentengruppen zusammensetzt, die von Angst und Liebe durchsetzt sind (von mehr Angst als Liebe), daß er also in der strengen Bedeutung des Wortes kein Einzeltrieb ist.

Der Verfasser ist überzeugt, daß im *Selbsterhaltungstrieb* alle Fäden der Psychoneurose zusammenlaufen; und daß die – praktisch universalen – Sexualverdrängungen bloß eine allerdings wichtige Nebenrolle spielen (siehe das neunte Kapitel).

Ein Wort zum deutschen Ausdruck »Kastrationskomplex«. Im Englischen bezieht sich das Wort »Kastration« lediglich auf die Entfernung der Hoden; die Analytiker dagegen verstehen darunter die Abtrennung des Penis oder gelegentlich sogar der gesamten äußeren Geschlechtsteile. Der sogenannte »Kastrationskomplex«, eine machtvolle seelische Konstellation, stammt von der verdrängten Furcht vor der Entmannung, die in früher Kindheit einmal angedroht worden war. Offensichtlich aber sind die beiden unterschiedlichen Bedeutungen des Wortes »Kastration« sehr verwirrend; deshalb wird in der vorliegenden revidierten Ausgabe des Buches der Ausdruck »Kastrationskomplex« vermieden und statt dessen von einem »Genitalabtrennungskomplex« gesprochen. Diese Umbenennung hat offensichtlich große Vorteile; durch sie gewinnt die weite Verbreitung des Komplexes unter zahllosen analytisch unbehandelten Erwachsenen an Glaubwürdigkeit. Der neue Ausdruck deckt sich auch viel genauer mit den nachprüfbaren Erfahrungstatsachen.

Unsere Selbstanalyse erfordert, daß wir gleichsam als »Versuchsleiter« unsere freien Assoziationen beobachten; das ist im Grunde dieselbe Forschungsmethode wie in anderen Zweigen der Biologie. Die beobachtende Erforschung des eigenen Geistes ist das fesselndste wissenschaftliche Unterfangen, das der Verfasser je kennengelernt hat. Beobachtung und Experiment erschienen ihm schon immer viel wichtiger als reine Theorie. Der verstorbene Sir J. J. Thomson sprach mit ihm vor einigen Jahren einmal über seine berühmte Elektronentheorie und bemerkte dabei: »Wissen Sie, der Hauptwert einer Theorie liegt darin, daß sie weitere Experimente ermöglicht; das glaube ich nach wie vor.« Eine urvernünftige und aufschlußreiche Ansicht (sie spiegelt gewiß eine an weitreichender Menschen- und Sachkenntnis geschliffene Geistesschärfe wider). Und so auch die psychoanalytische Theorie: Sie will und soll zu weiteren Experimenten anreizen — mit Einzelanalysen, deren Wirksamkeit geprüft wird, und mit einer neuartigen Kindererziehung.

Freud meinte, eine Wissenschaft, die unseren Horizont wirklich erweitere, brauche für sich keine Reklame zu machen und um Anhänger zu werben. Ihre Aufnahme stehe und falle mit ihren Ergebnissen. Sie könne daher ruhig zuwarten, bis diese die Aufmerksamkeit der Welt erregt hätten.

Offenbar haben Prof. Freud und Sir J. J. Thomson beide geglaubt, daß »ein Körnchen Praxis ein Pfund Theorie aufwiegt«. Jeder vernünftige Mensch wird sich dieser Meinung ohne weiteres anschließen.

Der Verfasser war schon immer auf Experimente erpicht; 1907 experimentierte er mit selbstgemachtem Sprengstoff und hätte sich um ein Haar den Kopf weggesprengt: das Zeug explodierte mit unerwarteter Heftigkeit, so daß er fast eine Woche lang taub war. Aber es war der unerwartete Ausgang eines biologischen Experiments, der ihn endlich zum unbeirrbaren Anhänger der experimentellen Methode machte; das geschah im Jahre 1913. Alle, die dabei zugegen waren, meinten, daß es aufs schönste dartat, wie ein Versuch, dessen Anordnung und Durchführung einzig und allein auf die Prüfung einer bestimmten Theorie abzielten, unbekümmert um deren Bestätigung oder Entkräftung, dennoch (oder deswegen) einen überraschenden Ausblick auf ein Neuland des Wissens eröffnete. Leider liegt das erwähnte Experiment zu weit vom gegenwärtigen Untersuchungsgegenstand ab, um es noch weiter zu verfolgen.

Experimente mengen sich stets mit einer gewissen Keckheit in die Natur ein; ebendeswegen erhofft man sich von ihnen Ergebnisse von praktischer Tragweite. Wirklich überrascht aber war der Verfasser, als er hörte, daß ein paar andere wissenschaftliche Beobachtungen und Versuche, die er damals angestellt hatte, nach zwanzig Jahren Entwicklung zur Aufforstung von über zwanzig Quadratmeilen ehedem kargen Landes geführt hatten.

Die Anpflanzung dieser Wälder wurde durch die Entdeckung des Verfassers ermöglicht, daß auf weiten Strecken der Erdkruste, die derzeit keinerlei nutzbares Wachstum aufweisen und von denen einige sogar für seit jeher baumlos gehalten wurden, durchaus gesunde Bäume gedeihen können, wofern man nur die zarten Sämlinge vor gewissen, höchst schädigenden Einflüssen schützt.

Was für ein eigenwilliger Zufall, daß er dann auf einem scheinbar ganz anderen, abgelegenen biologischen Forschungsfeld ähnlich schädlichen Einflüssen nachspüren sollte, die Kinder daran hindern können, zu gesunden Erwachsenen heranzuwachsen!

Stimmt eine Theorie, so kann sie natürlich die Experimentalprobe bestehen und wird vom Versuchsergebnis bestätigt. Der Verfasser würde sich freuen, wenn die von ihm hier entwickelten Theorien experimentell geprüft würden.

Er meint überdies, daß die Gesundung und geistige Lebendigkeit, die einem Menschen aus der Tiefenanalyse erwachsen, sorgfältige und kritische psychoanalytische Forschungen geradezu gebieten, da hier das künftige Glück des Menschen und seine seelische Gesundheit auf dem Spiel stehen – vom biologischen und allgemeinwissenschaftlichen Wert solcher Forschungen ganz zu schweigen.

Der Verfasser weiß sehr wohl, daß gewisse Forschungsergebnisse, die er auf eigene Faust gewonnen hat, sich mit den derzeit unter »orthodoxen« Analytikern herrschenden Auffassungen schlecht vertragen. Viele dieser Ergebnisse gründen sich jedoch auf eine derart erdrückende Erfahrungsmasse aus seinen frühen und frühesten Lebensabschnitten, daß sie sich über kurz oder lang (wenn erst einmal mehr Menschen analysiert sein werden) bestimmt allgemeine Geltung verschaffen werden.

Viele Menschen meinen, daß die Erforschung des menschlichen Geistes mit der technisch-materiellen Forschung nicht Schritt gehalten habe und daß man, um des Friedens und Fortschritts der Welt willen, das Wissen um die Seele schleunigst erweitern solle. Popes Spruch ist da beherzigenswert: »Das eigentliche Studium des Menschen ist der Mensch.«

Der Verfasser hat verschiedenen alten Freunden zu danken, besonders Harold Burbridge, der ihm bei der Revision des Buches geholfen hat, Dr. S. H. Perry, Dr. J. Stanley White, H. G. Bolam und dem verstorbenen Dr. J. H. Power, die sich alle um Verbesserungen des Buches bemüht haben. Dank sei auch dem verstorbenen Dr. med. Sir Robert Armstrong-Jones und dem dahingeschiedenen Dr. med. Sir Frederick Mott, die beide nützliche Vorschläge gemacht haben. Sein alter Freund, Prof. Tansley, hat dem Verfasser bei den Abschlußarbeiten für die Drucklegung des Buches entscheidend geholfen. E. G. Montague schuldet er Dank für viele Anregungen, die sich im Abschnitt »Ein Wort an die Nichtpsychologen« niedergeschlagen haben, sowie für einige Einzelheiten im dritten Kapitel.

Er dankt auch den Herausgebern der folgenden Zeitschriften, in denen das Hauptkonzept des Buches schon erschienen war, für ihre freundliche Nachdruckerlaubnis: *Psyche, The British Journal of Medical Psychology, The International Journal of Psycho-Analysis, The Medical Press, The Journal of Mental Science, Die Internationale Zeitschrift für Psycho-Analyse, The Journal of Neurology and Psychopathology, The Journal of Nervous and Mental Disease, The Psychoanalytic Review* und *The American Journal of Psychology*. Der Abriß eines Kapitels ist in *The Lancet* erschienen.

Ursprünglich hatte sich die Wiederveröffentlichung dieses

Materials etwas verzögert, denn der Verfasser wollte es vor seiner Erscheinung als Sammelband noch möglichst gründlich und sorgfältig durchsehen. Er wollte genau sein, denn er sah voraus, daß einige seiner Gedanken die herkömmliche Behandlung von Psychoneurotikern verändern könnten. Die kritische Durchsicht des ursprünglichen Materials hat jedoch nicht zu nennenswerten Änderungen geführt; nur die Darstellung wurde verbessert und manchen Kernpunkten wurden einige Erläuterungen hinzugefügt.

August 1947 — Ernest Pickworth Farrow

1 Wo das Interesse des Verfassers an der Psychoanalyse herrührt

Der Verfasser möchte zunächst kurz berichten, wie er mit der Psychoanalyse bekannt wurde; das könnte den Leser interessieren. Als er im Jahre 1912 an der Universität Cambridge war, machte Tansley seine Studenten auf ein Büchlein aufmerksam, an dem damals noch Korrektur gelesen wurde und das später Aufsehen erregen sollte – Dr. Bernard Harts *The Psychology of Insanity**.

Der Verfasser fand dieses Buch interessant. Er wurde insbesondere von der Bemerkung auf Seite 70 angezogen; nachstehend ein Auszug:

> »Jung fand nun, daß die Reaktionen recht unterschiedlich ausfielen, je nachdem ob das Reizwort auf einen Komplex getroffen war oder nicht. Komplex-Erregung erhöhte die Reaktionszeit und verriet sich durch Eigentümlichkeiten des Reaktionswortes. Das folgende Beispiel (von Jung und Peterson) veranschaulicht die Reaktionsschwankungen:

Reizwort	*Reaktionswort*	*Reaktionszeit (Sek.)*
1. Kopf	Haar	1,4
2. grün	Wiese	1,6
3. WASSER	TIEF	5,0
4. Stock	Messer	1,6
5. lang	Tisch	1,2
6. SCHIFF	SINKT	3,4

* Innerhalb der *Cambridge Manuals of Science and Literature* (Cambridge University Press). Das Buch soll einer der zwei »Bestseller« in dieser Reihe sein; es muß eine Unmenge Leute geben, die der Wahnsinn fasziniert.

Reizwort	*Reaktionswort*	*Reaktionszeit (Sek.)*
7. fragen	antworten	1,6
8. Wolle	stricken	1,6
9. gehässig	freundlich	1,4
10. SEE	WASSER	4,0
11. krank	gesund	1,8
12. Tinte	schwarz	1,2
13. SCHWIMMEN	KANN ICH	3,8

Der Patient, der diese Reaktionsreihe produzierte, hatte vor kurzem während eines Anfalls von Depressionen beschlossen, sich durch Ertränken umzubringen. Diese Affektladung – der Komplex – hatte sich in den groß gedruckten Reaktionen entladen. Nummer 3, 6, 10 und 13 verdeutlichen die verlängerte Reaktionszeit; Nummer 13 ist überdies von eigentümlichem Wortlaut.«

Der Verfasser ist aller Geheimniskrämerei stets abhold gewesen. Diese Skepsis geht zum Teil auf seine Ausbildung zur leidenschaftslosen Beobachtung zurück: In der Biologie gelten harte Tatsachen, nichts weiter; nach Tatsachen fahndet man immerfort. Trotzdem ist das wohl nicht die natürliche Quelle seiner Opposition gegen alle Mystik. Diese kommt weit eher, denkt er, von seinem angelsächsischen Gleichmut! Aber wie dem auch sei: Sein Mißtrauen aller Mystik gegenüber hatte ihn auch gegen alle Seelenforschung und gegen die Psychologie als solche bedenklich gestimmt.

In der obigen Probe aus Harts Buch aber lagen harte Beobachtungstatsachen vor, dachte der Verfasser, nicht etwa unerforschliche Rückschlüsse – Tatsachen, die man als beobachtender Biologe in den Griff bekommen oder prüfen konnte. Harts Buch spornte ihn an, Freuds *Traumdeutung* und *Zur Psychopathologie des Alltagslebens* zu lesen, die beide vor kurzem ins Englische übersetzt worden waren. Beide Bücher fand er damals interessant, aber, zugegebenermaßen, nicht so interessant wie die Stelle aus Harts Buch.

Nach einigen Jahren dachte der Verfasser sich ein Experiment aus, welches die Methoden Wundts, Galtons und Bleuler/Jungs und anderer zum Vorbild hatte. Er bat einen Freund, eine lange Reihe von Reizwörtern auszuarbeiten und die Reaktionswörter und -zeiten des Verfassers dazu aufzuzeichnen; dem Ausgang des Versuches sah er gespannt entgegen. Ihn überraschte besonders, wie seine emotionale »Schwingungsweite« gleich nach jedem Reizwort umwechselte; wie seine Fähigkeit, sich auf Reaktionswörter zu besinnen, mit jedem Reizwort schwankte. Seine mittlere Reaktionszeit betrug zwei Sekunden; psychoanalytisch aufschlußreich sind demgemäß die folgenden Reaktionswörter (nebst Reaktionszeiten), die der Verfasser zu den folgenden Reizwörtern produzierte (Auswahl):

Reizwort	*Reaktionswort*	*Reaktionszeit (Sek.)*
Brot	Hunger	3,8
Nadel	lang	3,0
bedrohen	Leben	4,0
Salz	gut	3,8
verachten	jemanden	4,2
Ochse	Horn	3,0
Bleistift	lang	2,8
eng	Golf	3,0

Dieser »Wortassoziationsversuch« bereitet jedem, an dem er vorgenommen wird, eine überraschende Aufklärung. Er wird besonders denen empfohlen, die da denken, an der Psychoanalyse sei »nichts dran«, und die ihre Seele für eine reibungslos schnurrende Maschine halten. Von dieser Meinung wird der Versuch sie gründlichst kurieren — vorausgesetzt, daß die Reizwortliste lang genug ist. Ausführliche Versuchsanleitungen finden sich in den *Collected Papers on Psychoanalysis* von Ernest Jones und natürlich in C. G. Jungs entsprechendem Buch.

Die rätselhaft langen Reaktionszeiten (länger als die Zwei-Sekunden-Norm), die er für die gleichermaßen rätselhaften Reaktionswörter in dem oben erwähnten Eigenversuch brauchte, faszinierten den Verfasser und stimmten ihn zugunsten einer psychoanalytischen Behandlung um. Probleme *draußen* in der Welt anzupacken und zu guter Letzt zu lösen, war ihm zur zweiten

Natur geworden; hier aber riefen interessante *innere* Probleme nach einer Lösung.

Diese besonderen Rätsel (und andere auch) hat die Psychoanalyse natürlich durch die Zergliederung und Freilegung ihrer Ursachen längst gelöst. Gleichwohl glauben viele – auch geistig überlegene – Leute noch immer, die Psychoanalyse sei eng mit dem Okkulten verwandt. Damit kann der Verfasser nicht übereinstimmen; er kann sich diese Auffassung nur durch unzureichendes Sachverständnis erklären. Solange eine psychoanalytische Behandlung kunstgerecht durchgeführt wird, ist sie nicht mehr und nicht weniger als wissenschaftlich beobachtende Seelenforschung, die nichts Okkultes an sich hat, da sie ja Schwierigkeiten wegräumt, die vormals geheimnisvoll erschienen. Den analytischen Theoretiker erwarten noch viele vertrackte Aufgaben; der leidende Laie hingegen kann seine brennendsten Probleme schon heute viel leichter durchschauen lernen.

Die Feinde der Psychoanalyse und Menschen, denen analytisch noch nicht geholfen wurde: das sind die wahren »Mystiker«; denn sie werden von mehr seelischen Geheimnissen verwirrt als notwendig wäre.

Der Verfasser mag früher zwischen Mystik einerseits und Okkultismus und Hellseherei anderseits nicht sorgfältig genug unterschieden haben, und das mag ihn gegen die echten, altehrwürdigen Mystiker und ihre achtunggebietenden, nachahmenswerten Methoden eingenommen haben. Buddha zum Beispiel empfahl, sich täglich zu festgesetzter Zeit an einem ruhigen Ort der stillen Rückbesinnung zu überlassen; dabei dachte er allerdings nicht an eine methodische Abarbeitung und Freisetzung früher verdrängter Gefühle. Sir J. J. Thomson hatte gesagt (siehe Vorwort), daß alle Theorie experimenteller Prüfung bedürfe. Das gemahnt uns an die – womöglich notwendigerweise – unübersehbar große Unvollständigkeit unseres Wissens. Hier bekundet sich eine Wissenschaftlichkeit, die sich, wiewohl weit rühriger, in manchem an die alte Mystik der Verinnerlichung anschließt.

2 Erfahrungen mit zwei Psychoanalytikern

In diesem Kapitel wird von persönlichen Erfahrungen mit zwei Psychoanalytikern berichtet. Ältere Behandlungsdarstellungen stammen fast ausnahmslos von Analytikern. Doch wenn Analytiker unterschiedliche analytische Stilarten kritisieren, so fällt solche Begutachtung schwerlich so frisch aus wie der unmittelbare Bericht von jemandem, der selber eine Behandlung durchmacht.

Die ausdrückliche oder unausgesprochene Kritik des Verfassers an seinen zwei Analytikern ist nicht auf die von Freud inaugurierte, fortentwickelte und gehandhabte Technik gemünzt; das läßt sich an seiner allgemeinen Haltung wohl ablesen. Auch gewisse andere, analytisch urteilsfähige, aber sonst unbeteiligte Menschen glauben, daß beide Analytiker, bei denen der Verfasser in Behandlung stand, schwere technische Fehlgriffe getan haben. Der erste griff in die allmähliche Gedankenentfaltung des Verfassers stets eigenmächtig ein; der zweite schnitt alle positiven Gefühlsübertragungen gewissermaßen durch seinen sehr kurzen Geduldsfaden immerfort ab. Daß dem Verfasser trotz dieser Kunstfehler – die er den Analytikern daher nicht samt und sonders anlasten kann – so viel Einsicht und therapeutischer Gewinn erwuchs, das allerdings spricht entschieden für die Psychoanalyse als Verfahren.

Des Verfassers Interesse an der Psychoanalyse geht auf die erste englische Übersetzung von Freuds *Traumdeutung* (1913) zurück. Im Jahre 1917 suchte er nach unerfreulichem Militärdienst, der wiederkehrende neurotische Symptome zeitigte, einen Arzt auf, der Freuds Ansichten eher halben als ganzen Herzens teilte. Dieser Arzt riet ihm, die störenden Symptome so kühl wie möglich zu mustern und dann den Forderungen des Tages ihr heilsames Vorrecht zu gewähren. Die Symptome solchermaßen »Revue passieren zu lassen« – dieser Rat mutete den Verfasser zwar einfach, aber albern, ja unklug an, denn er meinte, wenn er immerzu über seine Verstimmungen nachdächte, dann würden sie nur schlimmer, weil er dabei Unerquickliches aufrühren würde, das er lieber vergäße. Er befolgte dennoch beide Ratschläge – nahm Abstand von seinen Symptomen und kehrte sich seinen Alltagspflichten zu – und war überrascht: es half! Die Depressionen wichen indessen nicht, und eine gewisse leidige, sechswöchige Strecke Militärzeit war aus seinem Gedächtnis wie weggewischt; dessen wurde er peinlich inne, als er später Fotos davon sah.

Ende 1922 hatte er einen Traum, der ihn in seinem Vorsatz bestärkte, sich einer Analyse zu unterziehen. Er träumte, daß etwa zwei Meilen von seinem Haus entfernt eine Stahlbetonbrücke lichterloh brannte, zwanzig Fuß hohe Flammen schlugen von ihrer südwestlichen Hälfte hoch. Sein Gefühl im Traum war Staunen: Stahl, Beton, stahlbewehrter Beton, nichts als das: und das brannte. Ja war das denn überhaupt – und noch dazu so heftig – brennbar? Er hatte gar nicht gewußt, daß es brennen konnte. Er dachte dann, daß er die Feuerwehr aber trotzdem nicht rufen würde. Die Brücke gehörte ja den Steuerzahlern, sein eigener Verlust würde sich da auf lumpige Pfennige belaufen. Für diese Bagatellsumme würde er sich das Schauspiel, diese unbrennbare Betonbrücke in Flammen aufgehen zu sehen, schon gönnen.*

Beim Erwachen erinnerte er sich an diesen Traum, hatte aber keine Ahnung, was er bedeuten könnte. Immerhin hatte er kürzlich einen psychoanalytischen Beitrag gelesen, in dem stand, daß man die Bedeutung eines Traumes manchmal herausfinden könne, wenn man sich gleich nach dem Erwachen prompt und entschlossen fragte, was der Traum bedeute. Dieses Verfahren machte er sich zu eigen und fragte sich etwas mühsam, aber sehr resolut, was dieser Traum bedeute. Sogleich kam die Antwort zurück: »Du weißt sehr wohl, was dieser Traum bedeutet, nämlich, daß dein Betonwarenhaus mit allem darin brannte oder niederbrennen könnte. Das war die Angst, und *der* Gedanke war dir

* Ein Paradebeispiel für die wesentlich egozentrische Natur von Träumen.

widerwärtig. Aber damit er dir ja nicht zu Bewußtsein komme – du wolltest ja weiterschlafen –, hast du ihn auf die (nicht so ein garstiger Gedanke!) Betonbrücke verschoben.« Das ziemlich große Betonwarenlager gehört nun in Wirklichkeit einer Maschinenbaufirma, an welcher der Verfasser beteiligt ist. Warum sollte er da seine Befürchtungen nicht auf die nahegelegene Betonbrücke aus ähnlichem Material und von ähnlicher Farbe verschieben, zumal diese Brücke vom Warenhaus bloß eine halbe Meile weiter weg auf derselben geraden Straße lag und so dem unbewußten Verschiebungswunsch mit Siebenmeilenstiefeln entgegenkam? Er begriff auch ohne weiteres, daß die tieferliegende Angst um das Warenlager, das tatsächlich niederbrennen könnte, sich in das Trauminteresse an einer lichterloh brennenden Stahlbetonbrücke umsetzen konnte, weil er sich natürlich viel lieber von ein paar Traumpfennigen trennte als von großen Wiederaufbausummen für das Warenhaus! Alle diese Traumkunststücke hielten seine Angst nieder; so konnte er weiterschlafen; und diese Erklärung seines Traumes stimmte mit seinen Lebensumständen gut überein. Er erinnerte sich nämlich, daß er am Vorabend des Traumes mit einem der Firmenleiter die sehr unzulängliche Feuerversicherung für das Warenhaus besprochen hatte. An der Freudschen Traumtheorie, dachte er dann, mußte schon etwas dran sein; und so skeptisch er früher auch gewesen sein mochte, desto sicherer war er dessen nun.*

Anfang 1923 entschloß sich der Verfasser, trotz einigem Widerwillen (oder besser »Widerstand«) eine Analyse anzufangen. Der Widerstand kreiste um die folgende Grundidee: Für andere Leute mag die Psychoanalyse ja gut sein, sie mögen sie nötig haben; einigen Bekannten hatte sie tatsächlich geholfen, hatte ihre Gesundheit, ihr Glück gefördert; ihm (dem Verfasser) aber würde sie wahrscheinlich nichts nützen; wahrscheinlich fehlte ihm überhaupt nichts; und daher würde auch sein Glück nicht sonderlich vermehrt werden. Dagegen aber erhob sich wieder ein leiser,

* Aus dieser modernen, »Tagesreste« einberechnenden Traumdeutung wurde unverzüglich praktischer Nutzen gezogen: der Verfasser ordnete an, die Firma gegen Feuerschäden zureichender versichern zu lassen.

innerer Widerspruch: seine Gesundheit und Lebensfreude könnten am Ende doch durch eine Analyse gehoben werden. Dieser zagen Hoffnung widersprach indessen eine Furcht. Er hatte gehört, die Analyse sei eine schmerzhafte Kur; er mußte sich also auf einen schlimmen inneren Tumult gefaßt machen. Warum sollte er da sein »vertrautes Elend« aufgeben und einem ungewissen Glücksversprechen trauen?...

Der Widerstand nahm auch noch andere Formen an, drehte sich aber hauptsächlich um diesen gedanklichen Kern. Schließlich konnte er überwunden werden. Ein Freund des Verfassers war erfolgreich behandelt worden, fühlte sich jetzt viel glücklicher als vorher und redete dem Verfasser dringlich zu. Das gab dann den Ausschlag: der Verfasser nahm das Wagnis auf sich.

Erfahrungen mit dem ersten Analytiker ■ Von seinem ersten Analytiker wurde der Verfasser etwa drei Monate lang behandelt; er ging an fünf Wochentagen jeweils für eine Stunde zu ihm. Die analytische Arbeit ließ rasch eine Reihe von bedrückenden Schwierigkeiten sichtbar werden, die der Verfasser ordnend zu klären wünschte. Er machte sich daher zu Hause Notizen, die er später mit dem Analytiker besprach und zu denen er sich während der Behandlungsstunde weitere Gedanken einfallen ließ. Damit war der Analytiker allerdings nicht einverstanden; er drängte ihn, sich statt dessen eine »Behandlung in Reinkultur« angedeihen zu lassen. Damit meinte er offenbar den von Freud entwickelten Behandlungsstil, den andere Analytiker mehr oder weniger linientreu abgewandelt hatten. Davon wollte nun der Verfasser nichts wissen. Seine Probleme machten ihm schwer zu schaffen, er wollte sich ihrer schreibend entledigen, das Geschriebene mitbringen, dem Analytiker vorlesen und sich darüber auslassen. Wenn das dem Analytiker nicht recht sei, müsse er, der Verfasser, die Analyse eben abbrechen. Er bedeutete dem Analytiker ferner, daß diese Niederschriften und ihre Besprechung während der Behandlungsstunden therapeutisch sehr wirksam seien. Der Analytiker lenkte schließlich ein wenig mißmutig ein. Vielleicht sei dieser Arbeitsstil doch richtig für den Verfasser; aber, wohlgemerkt, nur fürs erste! Im Rückblick scheint dem Verfasser, daß seine Methode durchaus Hand und Fuß hatte; er mußte sich seine Probleme jedenfalls zunächst einmal von der Seele schreiben, sonst hätte er die Analyse überhaupt nicht fortsetzen können.

Eines Morgens sagte der Analytiker gleich zu Anfang der Stunde: »Haben Sie irgendwelche Träume gehabt? Wir fangen nämlich gewöhnlich mit Träumen an.« Diese Bemerkung fiel zur Unzeit. Der Verfasser brannte ja darauf, ganz andere Schwierigkeiten zu erörtern, die erst jetzt aufgetaucht waren. Er ignorierte daher die Frage des Analytikers als nebensächlich, ja unsinnig und beharrte bei seinem Vorsatz: zunächst müssen wir besprechen, was mich jetzt bedrückt; die Träume können warten.

Ein Analytiker muß zuwarten und den Patienten so lange wie tunlich gewähren lassen, jedenfalls während bestimmter Behandlungsphasen; das wirkt therapeutisch, wie hier deutlich wird. Auf jeden Fall hat sich der erste Analytiker nicht an Freuds Regel gehalten, daß man die Bewußtseins*oberfläche* des Patienten nie aus dem Auge verlieren dürfe, obgleich er sonst auf den Meister schwor. Nun kann die analytische Verarbeitung von Notizen allerdings auch als Symptomhandlung gedeutet werden, die von Tiefenstörungen gesteuert wird. Gleichwohl sollte sie im Interesse des analytischen Fortschrittes nicht zugunsten irgendwelcher Regeltreue beiseite geschoben werden. Auch glaubt der Verfasser nicht, daß er sich mit seinen Niederschriften für den Analytiker symptombedingt ausdrückte; er wollte bloß in seinem seelischen Haushalt erst einmal Ordnung schaffen; die ständigen Einreden des Analytikers haben sich deshalb entschieden schädlich ausgewirkt.

Der Verfasser bat seinen Analytiker wiederholt, ihn weiterreden und sich aussprechen zu lassen, konnte aber dessen Zustimmung nur schwer erlangen. Der Analytiker seinerseits mischte sich in die Mitteilungen des Verfassers mit Fragen und Kommentaren ein, die mitunter ganze zehn Minuten dauerten und den Verfasser anödeten, der inzwischen an alles andere dachte als an das, was er hier zu hören bekam. Er gab auf die Worte des Analytikers nicht recht acht, wollte sich selber Gehör verschaffen und wartete ungeduldig auf das Ende des ärztlichen Redestromes. Es kam auch vor, daß der Analytiker ihn mehrere Sitzungen hintereinander auf einen einzigen Traum festnagelte. Wobei natürlich der aktuelle Diskussionsstoff vernachlässigt wurde. Das war verwirrend und widersprach Freuds Ratschlägen.*

Der Verfasser suchte dem Analytiker klarzumachen, daß seine freie Selbstdarstellung ihm sehr geholfen habe, wie entschieden der Analytiker ihn auch daran gehindert hatte: daß viele seiner Probleme und Konflikte nun deutlicher erkennbar seien und eine Fortsetzung ebendieses Verfahrens sich als heilsam erweisen würde, da es sich ja schon bewährt habe. Er bat daher den Analytiker, ihn einstweilen so wenig wie möglich zu unterbrechen und mit guten Ratschlägen möglichst zu verschonen. Diese wiederholten Bitten fielen freilich auf taube Ohren; der Analytiker berief sich auf seine Freudsche Orientierung und meinte, er könne dem Verfasser sinnvollerweise nur helfen, wenn dieser sich zu dem Freudschen Behandlungsstil, den er indessen nicht näher erklärte, bequeme. Er setzte hinzu, daß er von der Analyse mehr verstehe als der Verfasser, da er ja schließlich der Analytiker sei. Diese Bemerkung erschien dem Verfasser töricht, denn ihm schien, daß das genaue Gegenteil richtig war: Er war deshalb sein Analytiker, weil er nach Meinung des Verfassers mehr von der Sache verstehen müßte als dieser. Aber Autoritätsberufungen dieses Kalibers machen auf den Verfasser ohnedies keinen Eindruck.

Dieser Analytiker langweilte den Verfasser überdies mit der Bemerkung: »Sie brauchen sich ja nicht analysieren zu lassen; wer nicht will, der muß nicht.« Das war nun wirklich zum Gähnen. Dem Verfasser fiel dabei immer der Mutterwitz eines Bauernhochzeiters ein, den der Geistliche soeben feierlich gefragt hatte, ob er die Braut heiraten wolle, »bis daß der Tod euch scheidet«, und der derb erwiderte: »Was soll ich denn sonst hier, Alterchen?«

Der Verfasser erinnerte seinen ersten Analytiker auch an eine historische Tatsache: Die umwälzende Behandlungsart, die wir heute als Psychoanalyse kennen, geht im Grunde darauf zurück, daß Breuers berühmte Patientin Anna O. ihrem Arzt vorschlug, wie er sie behandeln solle. Der Arzt, Josef Breuer, sträubte sich

---

* Siehe: Die Handhabung der Traumdeutung in der Psychoanalyse. *Sammlung kleiner Schriften zur Neurosenlehre.* Vierte Folge, S. 378.

lange und gab dann nach. Der Analytiker des Verfassers wollte freilich von diesem Argument nichts wissen und meinte, später werde der Verfasser sich schon eines Besseren besinnen. Der Verfasser wartet noch heute auf diese bessere Einsicht.*

Dem Verfasser mißfiel auch der Vorschlag, sich eine »Behandlung in Reinkultur« angedeihen zu lassen, als unvernünftig und unwissenschaftlich. Denn alles, was der Menschengeist ersinnt, ist unvollkommen und verbesserungsfähig. Und wenn ein Patient sich die Grundelemente eines neuen Heilverfahrens einfallen lassen kann, dürfen andere Patienten dann keine Verfeinerungsvorschläge mehr machen? Am besten läßt man auch den Patienten möglichst sich ausreden. Der Analytiker sollte ihn nur genügend ermuntern, alles zu sagen, was ihm durch den Sinn fährt – Albernes, scheinbar Unzugehöriges, ja Ungeziemendes –, und sollte sich besonders für Stockungen interessieren, um zu erfahren, was dahinter steckt. Heute weiß der Verfasser auch, daß Freud selber diese Regel des Gewährenlassens streng beobachtete; aber natürlich greift der Analytiker ein, wenn das Wohlergehen und der Fortschritt des Patienten es erfordern.

Nach etwa drei Monaten erschien es dem ersten Analytiker, daß der Verfasser mit einem anderen Arzt vielleicht rascher fortkommen und tiefer in seine Probleme eindringen könnte. Er überwies ihn daher an einen Kollegen, zu dem der Verfasser sich alsdann begab.

Das Ergebnis der ersten Analyse ■ Die erste Analyse gelang also eher dem Analytiker zum Trotz. Sie schritt dann am besten fort, wenn der Verfasser die Richtung bestimmte und der Analytiker sich seine Zwischenbemerkungen verbiß. Wenn der Analytiker alles, was ihm gesagt wird, streng vertraulich behandelt und sein Schweigen der Magnet wird, der den Redestrom des Patien-

* Diesen Analytiker mögen die vielen sinnlosen und unverständigen Angriffe auf die Analyse verbittert und verbiestert haben. Der Verfasser versteht die Analyse heute viel gründlicher als damals. Er meint daher, daß die Analytiker keinen Grund haben, sich mit unvernünftigen und schlecht informierten Gegnern weiter aufzuhalten. Die ergebnisreiche Arbeit verantwortlicher Analytiker spricht durchaus für sich.

ten herbeizieht, dann entfaltet die Analyse ihre volle Kraft. Wenn man zu einem Analytiker redet, dem man alles anvertrauen kann und der sein Schweigen nur bricht, um dem Patienten weitere Vertraulichkeiten zu entlocken, dann schlägt man sich seine Widerstände aus dem Sinn, um dem Arzt nur ja nicht wie ein hohlköpfiger Narr vorzukommen, dem nie etwas einfällt. So wirkt das analytische Schweigen als Magnet, jedenfalls auf den Verfasser. Die Analytiker erwarten natürlich zu Recht, daß der Patient seine Gefühle von sich aus auf den Arzt richte, und nennen das »Übertragung«. Leider hat der Verfasser diese Regungen kaum verspürt.

Im ersten Behandlungsmonat traute der Verfasser der Analyse so wenig wie vorher. Im zweiten entschloß er sich, seine Verdrängungen zu bekämpfen, da diese seine Selbsterkenntnis trübten, und dieser Kampf stärkte seine Gesundheit. Ihm wurde also rasch klar, daß eine vollständige Analyse den hausbackenen Ratschlägen des vorhin erwähnten praktischen Arztes überlegen war. Dem Psychoanalytiker ging es darum, die Schwierigkeiten des Verfassers auf tiefere Ursachen zurückzuführen, also zum Beispiel auf sein schwankendes Selbstbewußtsein. Dadurch erübrigte sich die Konzentration auf Alltagspflichten, die der praktische Arzt empfohlen hatte, denn waren einmal die Entstehungsgründe erkannt, so verschwanden die störenden Folgen von selber. Bloße Beratung läßt die Lebensgeschichte wesentlich außer acht; eine Psychoanalyse dagegen arbeitet sie auf, und danach neigt man nicht mehr so sehr dazu, wichtige Lebensabschnitte oder -vorfälle zu vergessen.*

Die erste Analyse konnte zwar den tiefsten Verdrängungen nicht beikommen, befreite den Verfasser aber von vieler Verwirrung und der darunter liegenden Angst. Seine Freunde sagten, so munter habe er seit Jahren nicht ausgesehen, und seinen Familienangehörigen, besonders seinem Bruder, fiel auf, daß er nun weit weniger reizbar war. Das war hauptsächlich der analytischen Auflösung seelischer Schwierigkeiten zu danken.

---

* Der praktische Arzt hatte geraten, allem Vergangenen Lebewohl zu sagen, der Schaden lasse sich doch nicht wiedergutmachen. Was nützt solcher Rat aber jemandem, dessen Denken von seiner Vergangenheit nicht loskommt, es sei denn, daß die Analyse solches Zwangsdenken aufhellt und ihn davon befreit?

Es stellte sich auch heraus, daß der Verfasser sich vor seinem Vater fürchtete, was ihm vorher gar nicht bewußt gewesen war. Auch hatte er stets schleppend gesprochen, und dahinter steckte eine Verdrängung, die nun aufgehoben wurde. Sobald diese ihm bewußt war, beschleunigte sich sein Sprechtempo merklich.

Jetzt verstand er auch besser und klarer, daß man geliebten Menschen gegenüber aus seinem Herzen besser keine Mördergrube macht. Früher hatte er mit vielem hinter dem Berge gehalten, aber es wäre für ihn und für sie besser gewesen, wenn er es geradeheraus gesagt hätte. Im Augenblick hätte er sie mit seiner Meinung vielleicht verstimmt, später aber hätten sie ihn dafür desto mehr geschätzt. Solche Freimütigkeit hätte seelisch klärend gewirkt und weiteren Verdrängungen Schach geboten. Freimütigkeit ist unsympathischen Menschen gegenüber natürlich nicht ratsam; man muß da behutsam auftreten oder den Feind an der feinen Spitze diplomatischer Schläue sich stechen lassen. Jedenfalls weiß der Verfasser heute, daß sich Freimütigkeit Freunden gegenüber stets bezahlt macht, und für diese Einsicht wäre ihm kein analytisches Honorar zu hoch gewesen. Freilich muß man mit Freunden offen reden, dazu braucht man doch keine Analyse, würden viele Menschen sagen. Ganz recht. Nach seiner Analyse aber nahm der Verfasser die Aufrichtigkeit ernst, die Analyse hatte ihn gelehrt, ohne Falsch zu reden und zu handeln.

Er entdeckte auch die Hauptursache seiner Zurückhaltung: er wollte anderer Menschen Gefühle nicht verletzen. Diese Zurückhaltung rührte von seiner Kindheit her, denn damals hätte ein unbedachtes Wort Ärger oder gar körperliche Bestrafung nach sich gezogen. Natürlich darf man andere nicht gedankenlos kränken. Wenn aber der Wunsch, nur ja nicht zuviel zu sagen, von der Angst um die eigene kindliche Person und ihre Sicherheit stammt, dann ist die Schüchternheit des Erwachsenen pathologisch. Das hat der Verfasser gelernt.

Viele Leute könnten selbst durch eine Kurzanalyse viel Nützliches über sich selbst erfahren. Es müssen nicht nur die Gründe für Schüchternheit sein; es kann auch etwas anderes, gleichermaßen Heilbringendes sein. Viele Analytiker meinen, daß kurze Analysen – weniger als drei Monate – sich nicht lohnen. Die Erfahrung des Verfassers spricht dagegen, denn schon im ersten Behandlungsmonat wurde er seiner Mitteilungshemmungen inne, obgleich er noch einen weiteren Monat brauchte, um sie besser zu verstehen und andere Schwierigkeiten einzubeziehen. Sicher würden Analysen, die sich weit über drei Monate erstrecken, viele Menschen und – idealerweise – ganzen Völkern bedeutende Erleichterung verschaffen. Trotzdem kann ein einziger Monat segenbringend sein.

Der Verfasser hatte gehört, daß man sich am Anfang einer Analyse an viel mehr Träume erinnert als vorher. Er konnte sich das nicht vorstellen und fragte sich, ob (analytische) Einwirkungen auf das wache Leben denn einen so tiefgreifenden Einfluß auf das Traumleben haben könnten. Er hatte sich sehr getäuscht. Denn kaum hatte seine Analyse begonnen, da erinnerte er sich fast täglich an einen Traum des Vortages. So fielen ihm zwei Monate lang nahezu lückenlos die Vortagsträume ein; war ein Traum analytisch-emotional einigermaßen erledigt, folgte ihm auch schon ein neuer. Nach einem Monat träumte er zum ersten Mal wieder vom »bösen Löwen« – diesen Traum hatte er zwanzig Jahre lang nicht gehabt. Die meisten Träume ließen sich analytisch leicht deuten. Er war erstaunt, wie zugänglich und bedeutungsvoll die Träume des modernen Menschen werden, sobald der Träumende sie mit seinen freien Einfällen erschließend einkreist, wie Freud es tat.

Und hier kommen einem die Worte des elisabethanischen Bühnendichters John Webster in den Sinn (*The Duchess of Malfi*):

> »... so dürfen wir unsre wildesten Begierden in Rätseln
> nur und Träumen und nur verworren sehen ...«

Erfahrungen mit dem zweiten Analytiker ■ Als der Verfasser den zweiten Analytiker aufsuchte, fürchtete er, die ganze Arbeit mit dem ersten müsse nun wieder aufgerollt werden, und diese Aussicht erfreute ihn nicht. Zu seiner Überraschung nahm er aber den analytischen Faden genau da wieder auf, wo er ihn scheinbar verloren hatte. Der menschliche Geist scheint eigenen Gesetzen zu folgen – oder unbekannten biologischen Gesetzen.

Der zweite Analytiker war dem Verfasser sofort sympathisch. Er strahlte ärztliches Wohlwollen aus. Er schalt den Verfasser wegen dessen übertriebener Höflichkeit freilich tüchtig aus und verlangte, auch seinerseits ausgeschimpft zu werden. Er wollte den Verfasser damit wohl zu größerem Ingrimm erziehen und dabei herausfinden, warum er gar so zahm war.

Daß der Verfasser sich zu Hause Notizen machte und diese dann mitbrachte, um sie analytisch zu verwerten, paßte auch diesem Analytiker nicht; er ließ es daher nicht zu. Nun war das nicht mehr so schlimm. Vorher hatte der Verfasser die Notizen gebraucht, um sich so rasch wie möglich von Kümmernissen zu befreien, die dicht an der Bewußtseinschwelle lagen und dort Verwirrung stifteten; er konnte jetzt auch ohne diese Notizen weiterarbeiten. Er ließ den zweiten Analytiker aber wissen, daß die Notizen ihm bei der ersten Analyse sehr geholfen hatten; ohne sie hätte er die angespannte analytische Arbeit nicht ausgehalten, die erste Analyse unterbrechen müssen und die zweite gar nicht erst anfangen können. Der zweite Analytiker schien, wie der erste, zu denken, daß man seine Gedanken durch schriftliche Fixierung bloß einfriere. Wenn das wahr wäre, dann würden Notizen der Analyse tatsächlich schaden.

Dem war aber wirklich nicht so, wie der Verfasser von seiner Arbeit mit dem ersten Analytiker her wußte. Ein schriftlich festgehaltener Gedanke bringt oft einen zweiten hervor, der den ersten unsinnig erscheinen läßt; der erste wird dann verworfen und vergessen – er hat seine Pflicht getan und kann gehen –, und der vernünftige zweite Gedanke rückt an seine Stelle. Davon aber hätte der zweite Analytiker wohl kaum überzeugt werden können. Er wäre schon aus Trotz nicht von seiner Meinung abgerückt.

Der Verfasser schlug dem zweiten Analytiker ein- oder zweimal vor, die Notizenmethode wenigstens einmal auszuprobieren. Der Analytiker winkte ab und fügte hinzu, der Verfasser würde seine Achtung vor ihm verlieren, wenn er sich auf dieses Experiment einließe. Dem widersprach der Verfasser. Er hatte ja eine solide wissenschaftliche Ausbildung hinter sich und würde den Analytiker eher mehr respektiert haben, wenn er den Versuch gestattet und sich als naturwissenschaftlicher Kollege erwiesen hätte. Für andere Patienten könnte sich die Notizenmethode weniger eignen, gibt der Verfasser bereitwillig zu.

Nach etwa fünf Wochen berührte der Verfasser wiederholt ein gewisses Thema. Der Analytiker wies ihn an, dieses Thema nicht weiter auszuführen. Der Verfasser versuchte, sich zu fügen, und schwieg eine halbe Minute lang. Dann besann er sich auf die Regel, alles zu sagen, was ihm einfiel. Dieses »alles« fiel ihm aber eben nicht ein, weil er sich ja das »eine« nicht einfallen lassen sollte. Und genau deswegen kam er auf das »eine« doch wieder zurück. Daraufhin herrschte ihn der Analytiker an: »Wenn Sie sich von diesem Thema nicht fernhalten, führe ich Ihre Analyse nicht durch. Wenn Sie wollen, hören wir sofort auf.« Den Verfasser fuchste diese Bemerkung und der Ton, in dem sie gemacht wurde. Er strengte sich ja an, die psychoanalytische Grundregel und ihre Außerkraftsetzung gleichzeitig zu befolgen, und so drehte er sich auf der Couch um, lag eine Minute lang schweigend da und wollte selber die Analyse schon abbrechen. Er besann sich aber eines Besseren, da er die Analyse unbedingt fortsetzen wollte. Auch mochte er den Analytiker gern, der ungeachtet seiner Barschheit wohl sein Bestes tat.

Danach arbeitete der Verfasser noch neun Wochen lang mit dem Analytiker zusammen; die Analyse dauerte insgesamt drei Monate und eine Woche. Die Bissigkeit des Analytikers aber hatte den Verfasser so tief verletzt, daß er sich danach an keinen einzigen Traum mehr erinnerte. Zwar machte er noch weitere Fortschritte und lernte auch viel, wie man im weiteren sehen wird, aber das Vertrauen zum Arzt war untergraben: Er fürchtete, der Analytiker würde ihn zu guter Letzt doch wieder anbrüllen, wie harmlos seine Einfälle auch sein mochten – und so stauten sich viele Erinnerungen in seinem Gedächtnis auf, weil er sie seinem Analytiker nicht mitteilen konnte. Er hätte diese Analyse gern fortgesetzt, unterbrach sie vorläufig ein paar Wochen lang, hielt es dann aber für zwecklos, sie wieder aufzunehmen – wenigstens fürs erste.

Dem Verfasser war seine Entrüstung offenbar in der Kehle steckengeblieben, oder sie hatte ihn sprachlos gemacht; oder der Analytiker flößte ihm so viel Ehrfurcht ein, daß er ihn nicht tüchtig genug ausschimpfen konnte, um mit den freien Einfällen fortzufahren. Der Analytiker hätte sagen können: »Wenn Sie dieses Thema einstweilen beiseite ließen, könnten wir mit der Analyse rascher vorankommen.« Er hätte auch schweigen können. Das wäre wahrscheinlich am besten gewesen. Wenn ein Patient bei einem Thema beharrt, dann haften daran in der Regel starke Gefühle; oder das Thema dient als »Deckerinnerung« für etwas Gefühlsstarkes. In dem Falle läßt man ihn besser gewähren, bis der Widerstand – die »Decke« – weicht und die Gefühle spontan hervorquellen. Wie in diesem, so soll man den Patienten in jedem Fall sich selbst überlassen. Man ermuntere ihn, wenn seine Einfälle stocken, ansonsten höre man ihm schweigend zu.

Nun schnauzte der Analytiker den Verfasser sicher nicht deshalb an, weil dieser bei seinem Thema verweilte. Grundsätzlich interessierte ihn dieses Verweilen ganz besonders, denn er war immer neugierig, was denn wohl dahinter stecken mochte. Er schimpfte ihn vielmehr aus, weil er ihn auf andere Themen hinlenken wollte, um die Analyse voranzutreiben. Die Entrüstung des Verfassers zeigt aber, daß bestimmte Formen der sogenannten »aktiven« Technik den Fortgang der Analyse eher gefährden. Nur wenn der Patient einsieht, warum er so und nicht anders denkt und handelt, kann ein verläßlicher therapeutischer Erfolg eintreten.

Läßt ein Patient sich das freie Assoziieren nicht verdrießen, so stößt er schließlich von selbst auf die Ursachen seiner Neurose. Die Einfälle bedürfen, streng genommen, keiner analytischen Deutung, wie der Verfasser aus Erfahrung weiß.

Das Ergebnis der zweiten Analyse ■ Die zweite Analyse löste und verminderte weitere Sorgen und Konflikte, die dem Verfasser halb bewußt gewesen waren, die er aber nicht recht in den Griff hatte bekommen können; seine Gesundheit besserte sich entsprechend, seine Reizbarkeit nahm noch weiter ab.

Während seiner Analyse, aber außerhalb der Behandlungsstunde, gingen dem Verfasser plötzlich einmal die Worte im Kopf herum: »Wat denn, wat denn Einigkeit – im ...« Das letzte Wort ließ sich trotz aller Anstrengung nicht mehr erhaschen. Der Verfasser ärgerte sich schwarz und hätte alle seine irdischen Güter hergegeben, wenn er sich nur auf dieses letzte Wort hätte besinnen können. Er dachte, es würde ihm nie wieder einfallen. Dann beruhigte er sich und fing frei zu assoziieren an, wie Freud anrät.*

Da tauchte das Wort unversehens wieder auf: »Armenhaus«. Jemand hatte es einmal bei einer Wahlkundgebung in seiner Heimatstadt ausgerufen. Der Wahlredner schloß seine Ansprache gerade donnernd ab: »Jawohl, meine Freunde, die Einheitspartei, die setzt sich für Einigkeit ein (Schlag auf den Tisch), für Einigkeit am Lebensmorgen, für Einigkeit am Lebensmittag (bums) und vor allem, meine Freunde, für Einigkeit am Lebens*abend*!« (Bums! — Stille). Da rief plötzlich einer vom Ende des Saales her: »Wat denn, wat denn Einigkeit — im Armenhaus?« Alles lachte unbändig, und die Wirkung der Ansprache verpuffte im Nu.

Während der nachfolgenden Analysestunden entdeckte der Verfasser, warum ihm das Wort »Armenhaus« nicht einfallen wollte: das Armenhaus seiner Heimatstadt lag ganz dicht beim Friedhof. Die Ursache für seine »Vergeßlichkeit« war also in Wahrheit seine verdrängte Todesfurcht** sowie die Furcht, dereinst im Armenhaus zu sterben. Solche verdrängten Befürchtungen spornen den einen dazu an, Reichtümer zu erwerben, den anderen, sich depressiv gehen zu lassen, je nachdem wie die Gesamtpersönlichkeit mit der Todesfurcht fertig wird.

Nun war die Mutter des Verfassers eine Armenpflegerin gewesen, daher hatte er als Kind bei gelegentlichen Besuchen im Armenhaus viele ältere Menschen zu sehen bekommen, die ihm in seiner kindlichen Unerfahrenheit sehr alt und am Rande des Todes zu stehen schienen. Dieses Gefühl war durch den Umstand »überdeterminiert«, daß der mütterliche Großvater, dem er sehr angehangen hatte, auf dem naheliegenden Kirchhof begraben lag.

Während der zweiten Analyse erinnerte sich der Verfasser an eine Phantasie: Mit zehn Jahren wäre er viel lieber ein großer

---

* *Zur Psychopathologie des Alltagslebens.*

** Dem Verfasser war seit längerem bekannt, daß er Todesgedanken gern verdrängte. Als ein Freund 1921 (lange vor der Analyse) Jungs Assoziationstest mit einer langen Wortliste an ihm ausprobierte, betrug seine durchschnittliche Reaktionszeit 2 Sekunden; siehe oben, wo weitere Resultate aufgezeichnet sind. Hier folgen noch einige relevante Beispiele: tot — verwest, 3 Sekunden, kalt — tot, 3 Sekunden, sterben — verwesen, 3 Sekunden.

Sportler gewesen als ein kleiner Einstein (er interessierte sich damals für elementare Physik); der Wunsch, ein großer Sportler zu sein, wurde auf das physikalische Interesse abgedrängt; warum die körperlichen Antriebe derart verdrängt wurden, ließ sich nicht ermitteln.

Im Alter von 16 Jahren ging der Verfasser eines Tages von der Victoria Station zur Horticultural Hall, Westminster, wo er sich einer bestimmten akademischen Prüfung unterziehen mußte. Er ging den linken Gehsteig entlang. Wie er so dahinging, sah er die Häuser auf der einen Straßenseite sich auftürmen; er muß auch anderes wahrgenommen haben. Das war im Jahre 1908. Von 1908 bis 1913, als er zum ersten Male psychoanalytische Literatur las, kehrte dieses Gefühl mehrmals wieder (es stellte sich auch später nochmal ein): die Häuser türmen sich auf, du gehst wieder zur Horticultural Hall, ein angenehmer Spaziergang... In der Erinnerung nahm sich die Straße jedesmal wie eine Art Tunnel aus: die Häuser auf der gegenüberliegenden Seite schienen die zweite Wand zu bilden und der in Wirklichkeit offene Himmel die Wölbung. Die Vorstellung eines Tunnels war etwas schwächer als das aufregende Gefühl der sich auftürmenden Häuser. Schwächer noch als das Tunnelgefühl, aber dennoch stark genug, war das Erinnerungsbild von dem aufragenden Glockenturm, der immer noch an dem Straßenende bei der Victoria Station steht. Wann immer der Verfasser sich diese Szene ins Gedächtnis zurückrief, wunderte er sich, warum das angenehme Gefühl hauptsächlich von den sich auftürmenden Häusern ausging und warum die anderen Bestandteile der Szene dagegen verblaßten und ihm absurd und als nicht zum Ganzen passend vorkamen. So verfuhr er natürlich mit anderen Phantasien auch (die meisten Menschen tun das wohl): die *scheinbar* nebensächlichen Aufbauelemente der Szene kommen einem ganz verrückt vor.

Diese Phantasie konnte erst analysiert werden, nachdem verschiedene Verdrängungen weggefallen waren. Einmal fragte sich der Verfasser, ob diese Phantasie von der Tunnelstraße mit dem Glockenturm an ihrem Ende nicht unbewußt den Geschlechtsakt symbolisieren könnte, worin dann der aufgereckte Glockenturm den Phallus darstellen könnte? Ohne sich jetzt mit bewußten

Gedanken, die alles bloß verfälschen würden, weiter aufzuhalten, überließ er sich sogleich seinen freien Einfällen, die ihn flugs in die Tate Gallery führten, die in der Nähe des Phantasie-»Tatortes« liegt und wo er seinerzeit ein präraffaelitisches Gemälde gesehen hatte. Es zeigte eine nackte Frau, die an einen Baum gefesselt war und von einem schwertschwingenden Ritter befreit wurde. Die freien Einfälle erwiesen weiter, daß der Verfasser dieses Gemälde (»Ein Ritter« von Millais) zur selben Zeit gesehen hatte, als er zur Horticultural Hall ging. Nun war er damals sexuell sehr gehemmt gewesen und hatte daher beim Anblick des Gemäldes alle sexuellen Vorstellungen verdrängt, da er sie für unanständig hielt. Mittlerweile hatte aber im Unbewußten die Phantasie vom »Tunnel mit Glockenturm« gewuchert, und auf dieses sexuell weit vagere Bild verschob er dann die Gefühle, welche die nackte Frau mit dem Ritter in ihm erregt hatte. Er fürchtete, daß ihm die sexuelle Bedeutung des Tunnels bewußt werden könnte, wenn er zum Beispiel den Glockenturm in den Tunnel hineinschöbe, und so rückte er von dieser Anzüglichkeit rasch ab, während er sich an den unverfänglichen turmhohen Häusern ruhig weiter weidete.

Das ist ein gutes Beispiel für unbewußte Sexualsymbolik. An ihre konstitutiven Elemente erinnerte sich der Verfasser zwischen 1908 und 1913 (als er psychoanalytische Bücher zu lesen begann) des öfteren und ausführlich; die sexuelle Bedeutung, die namentlich das Bild mit der nackten Frau für ihn hatte, verdrängte er gründlich.

Dank seiner zweiten Analyse gewann der Verfasser ein tieferes Verständnis der Psychoanalyse.

Als er zum zweitenmal analytisch behandelt wurde, dachte er zuerst, die Analyse würde zwei Zwecke erfüllen: Erstens reizte sie ihn wissenschaftlich, und er erhoffte sich wissenschaftlich interessante Aufschlüsse von ihr; zweitens erwartete er ein verläßliches therapeutisches Resultat; die Neugier des Wissenschaftlers mag damals überwogen haben. Der zweite Analytiker überzeugte den Verfasser indessen rasch, daß er da das Pferd beim Schwanz aufgezäumt habe. In der Analyse komme es zuallererst auf's therapeutische Gelingen an, zu dem Zweck sei die Analyse ja erfunden und weiterentwickelt worden; die wissenschaftlichen Resultate würden sich nach erfolgreicher Behandlung von selbst einstellen.

Er machte dem Verfasser ferner klar, daß es nicht darauf ankomme, ob er bestimmte Komplexe habe. Entscheidend sei vielmehr die relativ autonome Macht des einzelnen Komplexes und dessen (Wechsel-)Wirkung auf andere Komplexe. Das war eine theoretisch aufschlußreiche, neue Auffassung für den Verfasser, der die verwickelte und beziehungsreiche Ganzheit des menschlichen Geistes nicht zureichend gewürdigt hatte und eher herausfinden wollte, ob er bestimmte Komplexe habe, die sich isolieren und so wissenschaftlich untersuchen ließen.

Die Behandlung schlug, wie gesagt, gut an. Allerdings wurde nur eine einzige verdrängte Erinnerung wiedergewonnen, die ohne Analyse aber gewiß spurlos verschwunden wäre. Als der Verfasser fünf Jahre alt war, hatte ein Dienstmädchen ihm einmal heimlich Locken gewickelt. Sie mußte das heimlich tun, weil die Eltern solchen künstlichen Firlefanz streng mißbilligt hätten. Der Verfasser aber dachte, er hätte den Vorfall deshalb verdrängt, weil die Locken zu fest gewickelt waren und an den Haaren schmerzhaft zerrten.

Oft verließ der Verfasser die zweistündigen Sitzungen glücklicher als zuvor und freute sich seines Fortschritts. Er wußte aber, daß er sich noch größere Klarheit über die eigene Person verschaffen mußte.

Mit dem zweiten Analytiker arbeitete er an fünf Wochentagen je zwei Stunden zusammen. Die zwei Stunden hintereinander hatten einen Vorteil. Während er in den einstündigen Sitzungen der ersten Analyse unangenehmen Fragen leichter ausweichen konnte, verfingen diese Winkelzüge jetzt nicht mehr so leicht, oder er kam sich nun eher auf die Schliche.

Man kann errechnen, daß die erste Analyse auf etwa 60 Behandlungsstunden kam, die zweite auf etwa 140 Stunden. So brachte er insgesamt 200 Stunden bei Berufsanalytikern zu. Er wurde dadurch zufriedener und glücklicher und glaubt, seine Zeit und sein Geld nicht verplempert zu haben. Sein Gesundheitszustand besserte sich, weil ungelöste seelische Schwierigkeiten bewußt gemacht und geklärt werden konnten. Beide Analytiker gehörten der britischen psychoanalytischen Gesellschaft an.

Zusammenfassend läßt sich etwa folgendes sagen: Die psychoanalytische Methode hat Hand und Fuß und hilft. Die Psychoanalytiker sollten aber ihre Patienten so weit wie möglich sich selbst überlassen; nur wenn sie schweigen, sollten sie zum Weitersprechen ermuntert werden, um Verdrängtes abzubauen; hier wirkt die Person des Analytikers als »Magnet«. Einige Psychoanalytiker mißverstehen das Freudsche Verfahren offenbar und mengen sich darum in die freien Einfälle des Patienten ungebührlich oft ein. Dadurch wird der therapeutische Erfolg gefährdet oder verzögert.

Die Analytiker meinen es sicher ehrlich und wollen damit den Fortgang der Analyse beschleunigen, aber wenn sie sich übermäßig einmischen, halten sie ihn leider eher auf. Von dieser Kritik sollte sich aber niemand abschrecken lassen, denn die meisten Analytiker würden sich wohl weniger einmischen als die des Verfassers. Wann immer ein Analytiker seinen Patienten unvertretbar of unterbricht, könnte dieser den Analytiker ja auf die schlimmen Erfahrungen des Verfassers verweisen. Vielleicht würde der Patient sich dadurch die großen Vorteile einer Analyse sichern, ohne die Nachteile in Kauf nehmen zu müssen, für die der Verfasser schon sein Lehrgeld bezahlt hat. Das war der Zweck der obigen Ausführungen; hoffentlich kommen sie künftigen Patienten sowie der Psychoanalyse überhaupt zugute. Der Verfasser hat sich um eine unparteiische Darstellung bemüht und glaubt, daß er recht hat, wenn er vor unnötigen Einmischungen seitens der Analytiker warnt. Es sei aber nicht vergessen, daß seine Darstellung persönlich ist, also den Standpunkt eines ehemaligen Patienten verficht.

Die beiden Analytiker wichen von Freuds Methode natürlich nicht radikal ab. Der springende Punkt ist vielmehr, daß Freud geduldig zuwartete und der allmählichen Gedankenentwicklung des Patienten mit peinlich genauer Aufmerksamkeit Schritt für Schritt folgte. Therapeutisch ist das bei weitem die beste Methode.

Ein bekannter ärztlicher Psychoanalytiker fragte den Verfasser einmal: »Sollen wir denn zu bloßen Beobachtern werden?« Eine unbegreifliche Bemerkung. In keiner Wissenschaft gibt es »bloße«

Beobachter; alle wissenschaftliche Beobachtung ist stets aktiv und kreativ und daher grundlegend. Er erwiderte daher, daß seine Gesundheit sich in dem Maße besserte, wie seine eigenen Analytiker ihn frei reden ließen und sich das Mitgeteilte beobachtend merkten; und daß sie seinen Fortschritt dann aufhielten, wenn sie sich theoretischen Abschweifungen hingaben.

Gedanken auf verschlungenen Pfaden ■ Eines Morgens traktierte der Verfasser seinen zweiten Analytiker zehn Minuten lang mit einer Reihe von freien Einfällen, die in einer abwertenden Bemerkung über den Analytiker gipfelten. Dieser sagte prompt: »Du liebe Güte – faszinierend! Zehn Minuten haben Sie gedruckst, ehe Sie damit herausrückten.« Der Verfasser war verblüfft, er hatte nicht geahnt, daß alle seine assoziativen Vorboten auf die eine Schmähung hinausliefen.

Der Verfasser untersuchte daher die Einfallsstufen für sich alleine, wobei er sie vorwärts und rückwärts, auf und ab gewissermaßen wieder abschritt. Er fand: Der Analytiker hatte absolut recht; jede höhere Stufe war eine Ersatzbildung für die jeweils darunter liegende gewesen. – Hierbei scheint folgender seelischer Mechanismus selbsttätig zu werden. Man bringt den ersten Gedanken einigermaßen widerstandslos hervor. Dieser stellt sich als Ersatzbildung für einen darunterliegenden heraus, dessen größerer Widerstand durch den ersten, »oberen« (bewußteren) Gedanken gebrochen wird. Ist der untere Gedanke heraus, so lockert sich der enorme Widerstand eines dritten, noch tieferen Gedankens, der jetzt den beiden oberen nachdringen kann. Und so weiter rückwärts, bis (im vorliegenden Falle) der herabwürdigende Ausbruch gegen den Analytiker erreicht wurde, der quasi mit allen erdenklichen (höhergelegenen) Widerständen gewappnet war. Jeder der aufsteigenden Einfälle hatte nach und nach auf diese abwertende Bemerkung hingearbeitet, und der gesamte Einfallsstufengang war unbewußt gewesen, ganz besonders der herabsetzende Ausbruch, der zuunterst gelauert hatte.

Dieser Rückblick beeindruckte den Verfasser sehr und vertiefte sein Verständnis für die Dynamik seelischer Abläufe.

Dieses Verständnis kann jeder nachvollziehen. Man setze sich in einen bequemen Sessel und schließe die Augen, um äußere Eindrücke fernzuhalten. Man gebe acht, welcher Gedanke gerade auf der Bewußtseinsebene schwebt, und spreche diesen Gedanken leise aus. Danach steigt ein zweiter Gedanke auf, den man auch leise aussprechen kann. Gewöhnlich würde man nun sagen, der erste Gedanke habe einen an den nachfolgenden »erinnert«. Beim freien Assoziieren scheint es aber *umgekehrt* zuzugehen. Im tiefsten Unbewußten rühren sich anscheinend unentwegt alte Antriebe und Wünsche, die dazumal durch allerlei Abschrekkungsmaßnahmen niedergehalten worden waren, so durch Strafen oder Strafandrohungen im frühen Kindesalter. Diese verdrängten Wünsche gehorchen dem Gesetz des Auftriebs, welcher durch Reihen von Ersatzeinfällen erleichtert wird. Diese Ersatzeinfallsreihen verschaffen den unbewußt verpönten Wünschen zunehmend Erleichterung oder entschädigen den Menschen für die Enttäuschung, die ihm aus Nichterfüllung und Versagung erwachsen war und fortwährend wieder erwächst.

Wenn man also frei assoziierend dasitzt, erlebt man, wie der tiefste Seelenuntergrund den ersten »besten« Gedanken der Bewußtseinsoberfläche gewissermaßen aufdrängt, hoffend, daß ein zweiter, heimlicherer oder riskanterer Gedanke dadurch unbewußt bleibt. Streng genommen kann man also nicht sagen, daß der erste Gedanke einen an den zweiten »erinnere«. Es ist vielmehr eher so, daß der verpönte zweite Gedanke, der auf noch tiefer liegenden Gedanken wortwörtlich beruht, den ersten, geziemenderen Gedanken an die Bewußtseinsoberfläche entläßt, um die Gedanken in den Niederungen zu tarnen.

3 Wie man sich selbst analysiert

In diesem Kapitel wird jene Methode der Selbstanalyse beschrieben, die der Verfasser entworfen hat, um Verdrängungen aufzuheben, deren Existenz er vorher sicher verleugnet hätte und von deren schädlichen Nachwirkungen er sich schließlich erholte. Er »entdrängte« einen schädlichen Genitalabtrennungskomplex (siehe das nächste Kapitel), der zwischen dem dritten und vierten Lebensjahr entstand, sowie ein Trauma, das in die Abstillperiode fiel, als der Verfasser elf bis vierzehn Monate alt war (siehe das fünfte Kapitel). Das früheste Trauma reicht in den sechsten Lebensmonat zurück (siehe das sechste Kapitel); seine selbstanalytische Wiederbelebung erweist, wie wirksam das Verfahren ist.

Dem Verfasser wurde allmählich klar, daß seine selbstanalytische Methode derjenigen gleicht, mit der Freud sich vor Jahr und Tag selber erforscht hatte. Auch Freud gab dabei lediglich auf die von Augenblick zu Augenblick *bewußt* werdenden Gedanken acht. Die beiden Analytiker des Verfassers hatten besonders gegen diese Freudsche Regel verstoßen.

Andere haben ähnliche Selbstanalysen unternommen. Trotzdem mag die folgende Darstellung Neues enthalten, denn der Verfasser dachte sich sein Verfahren selbständig aus und analysierte sich ohne Anleitung. Er hatte die Notizenmethode wirksam gefunden, als ihn die beiden Ärzte analysierten, und nicht eigentlich gewußt, daß sie als fortlaufende Bewußtseinsbeobachtung *die* Methode war.

Ein grundlegender Unterschied zwischen Freuds Methode und dem Verfahren des Verfassers sei hervorgehoben. Freud machte seine Entdeckungen im Gange seiner Traumforschung: seine Selbstanalyse war wesentlich Traumdeutung, die zu weiteren psychologischen Entdeckungen führte. Der Verfasser dagegen wollte seine Gesundheit so rasch wie möglich stärken und zu diesem Zweck so viel seelischen Schutt abräumen wie er konnte. Er wurde zu seinen Entdeckungen also unabhängig von Freud gedrängt; an der Traumdeutung als solcher war er eigentlich nie sonderlich interessiert; seine Träume kümmerten ihn nur dann, wenn er das Gefühl hatte, sie könnten ihm therapeutisch weiterhelfen. Viel Aufschlußreiches mag ihm auf diese Weise entgehen. Aber seine praktischen Zwecke mögen auch zu wissenschaftlichen Erkenntnissen führen.

Ein Freund des Verfassers wandte ein, man könne sich doch nur selbst analysieren, wenn man dabei von Träumen ausginge. Das sei nicht nötig, erwiderte der Verfasser. Worauf der Freund entgegnete: »Immerhin versorgen die Träume uns ganz schön mit Gedankenvorrat aus dem Unbewußten.« Mag sein. Aber wenn man dem Wachdenken nachgeht, erzielt man auch ansehnliche und dauerhafte therapeutische Erfolge.

Der Verfasser konnte seiner Selbstanalyse anfangs nur etwa eine Stunde pro Woche widmen, obgleich er eigentlich täglich eine Stunde damit zubringen wollte. Daran waren hauptsächlich Schwierigkeiten mit dem Militär schuld, die durch beide Analysen hindurch anhielten und auch die jetzige Selbstanalyse aufhielten. Die Schwierigkeiten kamen ihm immer in den Sinn und in die Quere, sobald er sich Einfallsnotizen machen wollte, die er dann aufschieben mußte. Eine regelrechte Analyse hat den Vorteil, daß man hier vereinbarte Stunden nicht »aufschieben« kann, es sei denn, man wolle Geld zum Fenster hinauswerfen.

Jedesmal wenn der Verfasser sich seine Notizen wieder vornahm, konnte er ohne weiteres ein bis zwei Stunden weiterschreiben. Es fiel ihm eher schwer, aufzuhören, weil das Schreiben ihn jedesmal seelisch entschwerte.

Der Selbstanalytiker muß natürlich ohne die Gefühlsbindung an einen lebendig gegenwärtigen Arzt, die sogenannte Übertragung, auskommen. Der Verfasser fürchtete daher anfangs, er würde mit seiner Eigenanalyse nur zweitrangige Resultate erzielen. Es stellte sich aber bald heraus, daß er ohne Übertragung ausgezeichnete und bleibende therapeutische Ergebnisse erzielen konnte, die gewissen Analytikern vielleicht nicht so rasch gelungen wären. Jedenfalls war der therapeutische und wissenschaftliche Ertrag beträchtlicher als in den voraufgegangenen Formalanalysen, und der Zeitaufwand war verhältnismäßig geringer. Der Verfasser kann daher jedem, der sich seine Methode resolut zu eigen macht, nützliche und faszinierende analytische Resultate versprechen.

Nach etwa fünf einstündigen Sitzungen sorgte sich der Verfasser auch wegen der erwähnten leidigen Militärangelegenheit viel weniger, so daß er sich zu festgesetzter oder beliebiger Zeit an die selbstanalytische Schreibarbeit setzen konnte. So schritt das analytische Unterfangen ungehindert fort.

Beschreibung der Methode ■ Eine Selbstanalyse sollte täglich zu ganz bestimmter Stunde und am besten abends durchgeführt werden, wenn alles still ist und Störungen nicht zu befürchten sind. Diese Zeiten sollte man streng einhalten und so behandeln, als zahlte man einem Berufsanalytiker ein hohes Stundenhonorar dafür.

Alsdann lege man einen großen Vorrat guten Schreibpapiers an und benutze vorzugsweise einen Füllhalter, mit dem man leicht und rasch schreiben kann. Mit einem großen Papiervorrat wappnet man sich auch gegen die Ausrede der Widerstände, bald sei doch nicht mehr genug Papier da, um sie entschlossen weiterschreibend zu überwinden. Und wenn man hastig schreibt oder häufig zur Feder greift, verbraucht man das Papier ohnedies recht rasch. Man stelle sich auch vor, daß man nur teures Papier vergeudet, wenn man nicht rigoros seinen freien Einfällen nachgibt und sie niederschreibt.

Nehmen Sie nun an, Sie hätten für das erste »Stelldichein« mit der Notizenmethode genügend Zeit. Setzen Sie sich an einen stillen Ort, wo niemand Sie stören wird. Ein unbeschriebenes Blatt liegt vor Ihnen, der Füller ist gezückt. *Schreiben Sie nun alles nieder, was Ihnen von Minute zu Minute in den Sinn kommt. Das ist das Geheimnis der Methode.* »Dumme Methode!« mögen Sie nun denken. Schreiben Sie das auf. »Was für eine Zeitverschwendung!« denken Sie sodann. Schreiben Sie das auch hin. »Ich möchte schon gründlich analysiert werden«, denken Sie jetzt, »und ich habe ganz bestimmt einen — — Mutterkomplex. Ob diese Methode dem aber beikommen kann?« ... Schreiben Sie das nieder.

Nun steigt eine Erinnerung auf. »Was soll *die* denn hier?« denken Sie vielleicht. Schreiben Sie das getrost auf. Plötzlich fällt Ihnen ein Traum ein — und danach vielleicht der Briefträger. Schreiben Sie: »Briefträger ... ?« Unversehens denken Sie an etwas ganz anderes, und der Traum verlischt. Lassen Sie ihn ruhig verlöschen. Schreiben Sie statt dessen die Gedanken zum neuen Thema auf. Und was Ihnen danach noch einfällt. — Legen Sie die ganze Einfallsfülle schriftlich nieder — Absurdes, Belangloses, Peinliches, Unerhörtes, Unanständiges; verzeichnen Sie, daß Sie nun am liebsten aufs Papier spucken möchten; und die Wahnsinnsidee, auf die Sie daraufhin verfallen: schreiben Sie das alles auf, so rasch Sie mit Ihren Einfällen Schritt halten können.

Als dem Verfasser seine eigene Methode noch neu war, wollte er bestimmte Erinnerungen bis in ihre Entstehungszeit zurückverfolgen und detailliert aufzeichnen. Aber bevor er damit zu Rande kam, drangen andere Gedanken ein. Das verdroß ihn zunächst, da er sich ja so rasch wie möglich tief analysieren und wichtigen Erinnerungen auf den Grund kommen wollte. Da es ihm aber nicht gelang, die lästigen »Nebengedanken« auszuschalten, nahm er sein ursprüngliches Verfahren wieder auf und ging den Nebengedanken nach, wobei er die Erinnerungen vorläufig auf sich beruhen ließ. Diesem Verfahren blieb er fortan treu. Es lohnte sich: Die vernachlässigte Erinnerung stellte sich meist rasch wieder ein, hatte sich mittlerweile vertieft und in Assoziationszusammenhänge eingeflochten, die dem Verfasser entgangen wären, wenn er den Erinnerungen unter Abwehrung der »störenden« Nebengedanken starrsinnig nachgegangen wäre. Die neuen Assoziationszusammenhänge ermöglichten es auch, über die ursprünglichen Erinnerungen hinaus weiter vorzudringen. Dieser Fortschritt wäre sicher aufgehalten worden, wenn er ausschließlich den Erinnerungen nachgegangen wäre.

Zu jener Zeit, da er sich allabendlich zur Selbstanalyse niedersetzte, gingen dem Verfasser zu allen erdenklichen Tages- und

Nachtstunden die verschiedensten Gedanken durch den Kopf. Da er sie für wichtig hielt, dachte er: »Diese Gedanken mußt du um jeden Preis aufschreiben, wenn du dich das nächste Mal wieder hinsetzt!« Sobald er aber dasaß, konnte er sich auf diese Gedanken, die ihm irgendwo halbbewußt vorschwebten, nur dann besinnen, wenn er verkrampft gegen seine Widerstände ankämpfte. Zum Glück hatte er es sich inzwischen zur Gewohnheit gemacht, nur auf seine jeweils vollbewußten Gedanken zu achten. Wenn er das tat, kaum auch der »verlorene« Gedanke unversehens wieder hervor und fügte sich automatisch, reibungslos und bedeutungsvoll in die Kette des schon Geschriebenen ein. Erstaunlich war, wie eng der gesuchte Gedanke nunmehr mit den voraufgegangenen Einfällen zusammenhing.

Die voraufgehenden Einfälle erwiesen sich oft als Deckerinnerungen für den zeitweilig verlorengegangenen Gedanken, dessen Bewußtwerdung sie so lange verhinderten, bis dieser niedergeschrieben und emotional entschärft worden war. Dem Verfasser fiel während seiner Selbstanalyse überhaupt auf, daß viele Kindheitserinnerungen, die er bisher für funktionslos gehalten hatte, in Wahrheit vor anderen Erinnerungen mit größerer Gefühlsladung gleichsam Schildwache standen.

Die schriftlich-assoziative Aufarbeitung bestimmter Erinnerungen bewirkte stets die Ablösung der mit ihnen verlöteten Gefühle. Waren die Gefühle einmal weggeschmolzen, so verliefen sich auch die Erinnerungen und meldeten sich für gewöhnlich nicht mehr. Kehrten sie aber doch zurück, so waren sie freundlicher geworden. Stiegen sie öfter wieder auf, so war ihre Aufarbeitung vermutlich nicht psychoanalytisch erfolgt, sondern eher bewußt erzwungen worden.

Als er von seinem ersten Analytiker behandelt wurde, hatten die Notizen des Verfassers noch diesen zwanghaften Charakter und nützten daher therapeutisch erst dann, wenn sie mit dem Analytiker durchgesprochen wurden. Diese flüchtig hingeworfenen Notizen stellten allerdings auch keine freien, unzensierten Einfälle dar. Sie wurden hauptsächlich gemacht, weil der Verfasser fürchtete, der analytische Behandlungsstoff könnte ihm während der Stunde zur Neige gehen. Zur Grundlage für freie Einfälle wurden sie erst nach kritischer Durchsicht mit dem Analytiker.

Die Furcht, es könne einem der analytische Gesprächsstoff ausgehen, wird von den Verdrängungen eingeflößt. Ergreift einen dieser *horror vacui*, fürchtet man auch schon, beim Analytiker bloß seine Zeit zu vertun. Tatsächlich aber ist der menschliche Geist niemals müßig: er denkt fortwährend, obgleich sein Besitzer nicht immer weiß, daß oder was er denkt.

Auch während des Notizenschreibens steht einem oft der Verstand still. Geschieht das, so schreibe man etwa: Nichts fällt mir ein. Wenn der Verfasser dergleichen niederschrieb, fiel ihm sofort doch etwas ein, das er sogleich schriftlich festhielt. Schmerzlichen Erinnerungen kann man sich eigentlich nur mit vielen vorsichtigen Assoziationsschritten nähern, eine jähe Gefühlsentladung wäre hier schwer zu ertragen. Die kleinen Schritte sichern allerdings auch den dauernden therapeutischen Erfolg.

Wer schreibt, muß reichlich assoziieren, um seinen Verdrängungen beizukommen. Dauert die Eigenanalyse deswegen länger als eine formale Analyse? Mitnichten! Dem Verfasser zum Beispiel war es schwergefallen, dem Analytiker peinliche Dinge anzuvertrauen. Schreibend konnte er sich diese Dinge viel leichter und rascher eingestehen. Waren sie einmal durch freie Einfälle spruchreif und quasi »druckreif« geworden, dann konnte er auch die Gefühle, die sie in ihm hervorriefen, leichter ertragen. Er hielt aber seine Notizen vorläufig unter Verschluß, damit sie Unbefugten nicht zugänglich würden; so ersparte er sich auch vermeidbare Widerstände gegen das Weiterschreiben. Man sollte also seine Aufzeichnungen zur eigenen Beruhigung verschlossen aufbewahren und vorläufig niemandem übergeben. Dann kann man sie auch wiederlesen, so oft es einem beliebt, während der Wind des Alltags die Erregungsspuren langsam verweht, so daß sie von späterer analytischer Arbeit vollends getilgt werden können.

Sobald sich die Gefühle auf diese Art geklärt haben, genieren einen auch die Erlebnisse nicht mehr so, an denen die Gefühle hafteten. Ja man würde sich nicht scheuen, mit anderen darüber zu reden.

Denn solange Erlebnisse noch gefühlsbelastet sind, bleiben sie »persönliche« Erlebnisse, über die man erröten könnte; verblaßt das Gefühl und fällt von der Person ab, dann wird man von diesen Erlebnissen weniger stark berührt.

Der Verfasser hat seine freien Einfälle auch einmal in eine Diktiermaschine gesprochen; er hoffte, mit diesem Verfahren Zeit und Arbeit zu sparen. Nach einer Viertelstunde mußte er aber einsehen, daß dieses Verfahren therapeutisch unwirksam war und ihm seelisch gar keine Erleichterung verschaffte. Er gab es daher auf. Es war schwierig, der Maschine Worte anzuvertrauen, die das Papier verschwiegen aufzunehmen schien. Hier warnte ein halb unbewußtes Gefühl: »Die Wände haben Ohren!« Nach dem gescheiterten Diktat machte der Verfasser sich wieder an seine Notizen, und alsbald fanden sich die verscheuchten Gedanken auch wieder ein. Das Diktat war den Affekten offenbar nicht beigekommen; statt dem Aufnahmegerät hätte er ebensogut einem Kissen, dem Schreibtisch oder dem Nachtwind diktieren können.

Ein bedeutsamer Unterschied, den der Verfasser sich wie folgt erklärt. Er bemerkte, daß er manchmal schrieb: »*Du* drückst dich jetzt vor etwas« statt »*Ich* drücke mich vor etwas.« Der unwillkürliche Gebrauch der du-Form schien daraufhinzudeuten, daß man beim Aufschreiben seiner freien Einfälle einen Partner miteinbezieht, der einem fortwährend kritisch oder beflügelnd über die Schulter schaut. Wenn man sein Geschriebenes fortlaufend sieht, erkennt man sich selbst in seinen Gedanken viel klarer als sonst: wer schriftlich assoziiert, diktiert der *eigenen Person*, an der er dann auch die Analytikerstelle vertritt. So erklärt sich wohl der psychologische Wirkungsunterschied zwischen dem Schreiben und dem mechanischen Diktieren. Außerdem nimmt das Schreiben den »Richtungswillen« voll in Anspruch, so daß die freien Einfälle unbemerkter aus dem Unbewußten ins Bewußtsein einströmen können.

Während man sich erste Gedanken notiert, schießen einem oft Dutzende von Erinnerungen durch den Kopf. Davon lasse man sich nicht beirren. Ist der erste Gedanke niedergeschrieben, ist er auch schon hinfällig. Ein zweiter drängt nach, wird aufgeschrieben und erledigt sich ebenso; und so erübrigt sich ein dritter. Nun steigt ein Einfall auf, der ganz neu zu sein scheint und der nie hätte auftauchen können, wenn nicht die voraufgegangenen Ideenassoziationen zuerst eine Reihe von Deckerinnerungen auf der Strecke gelassen hätten. Und so assoziiert man weiter. Erinnerungen treten ins Bewußtsein, werden niedergeschrieben und erledigt. Dabei wird man neuer Zusammenhänge gewahr und stößt auf Verdrängungen. Neue Erinnerungen und Deckerinnerungen treten auf, die vor tieferen Verdrängungen Wache stehen. Hat man sich mit diesen auseinandergesetzt, führen weitere Einfälle zu weiteren Deckerinnerungen, hinter denen noch tiefere Verdrängungen stecken.

Das freie Assoziieren ist von der althergebrachten Selbstbeobachtung grundsätzlich verschieden. Mit der Selbstbeobachtung ist wenig gewonnen. Sie richtet sich hauptsächlich auf Deckerinnerungen, die fast ausschließlich — und normalerweise unverrückbar — in den obersten Bewußtseinsschichten angesiedelt sind, während die Tiefenschichten verborgen bleiben. Mit der Selbstbeobachtung bereitet man sich oft auch nur unnötigen Kummer, weil sie die »wunden Punkte« unangetastet läßt, an denen sich die Selbstbeobachtung daher nur immer wieder aufreibt. Die regelrechte Analyse (und die Selbstanalyse) dringt dagegen unentwegt in die Gemütstiefe ein; so werden die oberflächlichen Sorgen zerstreut und schließlich ganz vertrieben.

Wer seinen freien Einfällen nachgibt, schreibt sich nicht neurotisch, er schreibt sich gesund. Übertriebene Selbstbeschauung verschlimmert dagegen die neurotischen Neigungen. Selbstbeschauung und Selbstanalyse haben eher gegensätzliche therapeutische Wirkungen; man fühlt das allerdings wohl erst nach einiger analytischer Erfahrung.

Bereits Geschriebenes sollte man stets auf sich beruhen lassen; neue Gedanken brauchen keine alten Stichworte. Das Unbewußte muß sich von Mal zu Mal ganz frei auswirken können; nur so kommen die jeweils vordringlichsten Gedanken frisch aufs Papier.

Vielen Menschen huschen im Laufe des Tages flüchtige Gedanken durch den Kopf. Diese »Schmetterlinge« (wie Joanna Field sie genannt hat) könnte man natürlich, der Anregung eines Lesers gemäß, unverzüglich aufschreiben, damit sie nicht wieder davonflattern. Nötig ist das nicht.

Der menschliche Geist ist ein geschlossenes Querverweisungssystem, in welchem nichts Wichtiges verschwindet und alles Wesentliche früher oder später zur Sprache (oder Feder) kommt.

Man lasse alle Gedanken *unwillkürlich* aufsteigen und schreibe sie so geistesabwesend wie rückhaltlos nieder, seien sie auch noch so schmerzlich oder widersinnig. Unwillkürliche Gedanken geben wertfreie Auskunft über uns; ihre Herkunftsstätte untersteht nicht unserer Aufsichtspflicht; unbewußt Gedachtes gehorcht uns nicht und »gehört« uns nicht eigentlich; wissenschaftlich gesehen ist es daher »unpersönliches« Gedankengut.

Nach der bedenkenlosen Niederschrift kann man das seelische Material natürlich auf seinen Wahrheitsgehalt prüfen, Zweifelhaftes ausscheiden und alles Einleuchtende verständlich umgestalten. Würde man es *vor* oder *während* der Niederschrift kritisch sichten, so ginge sein wissenschaftlicher Wert sogleich verloren; erhalten bleibt dieser Wert nur dann, wenn man mit methodischer Wahllosigkeit schreibt.

Die Erforschung der eigenen Seele ist das aufregendste wissenschaftliche Abenteuer, das der Verfasser je unternommen hat. Vorher kannte er die Wege nicht, die in die eigene Tiefe führen, und glaubte, diese müßten ihm ewig verschlossen bleiben; die Selbstbeobachtung hatte nicht weit geführt. Selbstbetrachtung kann ja auch ungesund sein, während die Analyse von verdrängtem Kummer befreit und so der Gesundheit aufhilft.

Die schriftliche Selbstanalyse ist kein Kinderspiel. Der aufrichtige Umgang mit Einfällen, die wie der Wind ständig umspringen, gelingt anfangs kaum. Auch den vordergründigen Verdrängungen ist nicht ohne weiteres beizukommen. Aber man darf sich nicht entmutigen lassen, wenn man zuerst nur einmal in der Woche zu sich in die Sprechstunde gehen kann statt, wie man gehofft hatte, siebenmal.

Hält man aber trotz allem durch und arbeitet so oft und gut, wie man kann, weiter, dann weichen schließlich auch die störrischsten Vordergrundsverdrängungen. Fühlt man sich erst einmal gesünder und glücklicher, so packt man das Verfahren eifrig an, freut sich des Ertrages, und die Analyse schreitet rasch fort.

Anfangs schrieb der Verfasser nur seine bewußten Gedanken auf, weil ihm das jedesmal Klarheit und Erleichterung verschaffte; er war bloß auf seine Gesundung bedacht. Daß dieses Verfahren, das sich zum Beispiel um Träume nicht sonderlich kümmerte, analytische Tiefenwirkung haben könnte, ahnte er damals nicht. Um eine Tiefenwirkung zu erzielen, müßte man wohl, so dachte er, *unbewußten* Gedanken nachspüren. Heute weiß er hingegen, daß sein Verfahren wissenschaftlich und therapeutisch korrekt ist. Man schreibe also jedesmal seine voll *bewußten* Gedanken nieder. Kreisen diese im Augenblick um einen Traum oder eine Phantasie: aufs Papier damit. Haben sie mit Träumen oder Phantasien nichts zu tun, so ist das auch recht. *Man schreibe alles hin, was einem je und je voll bewußt ist, so verständlich, aber auch so rasch man kann, gleichgültig, wie unstet die Gedanken schweifen, wie ungereimt, wie abwegig, wie unwichtig sie einem dann und wann auch vorkommen mögen.*

Für seine Selbstanalyse hat der Verfasser seinen Analytikern hauptsächlich die Überwindung seiner anfänglichen Widerstände zu danken sowie die Einsicht, daß *kein einziger* von seinen Einfällen widersinnig oder belanglos war, auch wenn sie dem unbelehrten Verstand so vorkamen. Das muß man unbedingt begreifen. Denn der scheinbare Widersinn und die scheinbare Belanglosigkeit unserer Einfälle werden uns von unseren verdrängten Komplexen vorgespiegelt.

Die Selbstanalyse stärkt die »Nerven«, indem sie die verdrängten Gefühle schwächt, die an ebendiesen Nerven nagen. Sie heilt, während die psychogalvanische Reaktion oder der Assoziationsversuch die verdrängten Gefühle nur erschließen, ohne sie abtöten zu können. Allerdings schmerzt die Abtötung verdrängter Gefühle mehr als psychologische Experimente, weshalb man entschlossen gegen sie vorgehen muß.

Am besten analysiert man sich abends – außer wenn die Symptome so quälend sind, daß man sich zu jeder Tageszeit damit auseinandersetzen muß, um eine Symptomheilung zu erzielen. Analysiert man sich morgens, so läuft man Gefahr, Probleme aufzurühren, die einen dann den ganzen Tag lang verfolgen, wenn man sie nicht am Vormittag zuende analysiert.

Nach spätabendlicher Analyse schläft man gewöhnlich. Die Analyse kann den Schlaf deshalb fördern, weil der Schlaf uns eben der Sorge enthebt, ob wir über unsere Probleme genügend nachgegrübelt haben. Am nächsten Morgen hat der Schlaf alle diese Sorgen zerstreut. Der Kulturmensch ist der seelisch zerrissene Mensch. Sein Schlaf ist niemals reiner Naturschlaf, sondern immer auch Heilschlaf.

Besonders ältere Menschen finden es schwer, eine Selbstanalyse anzufangen. Sie haben oft zuviel Angst oder ihre seelischen Schwierigkeiten sind nun chronisch oder ihr Persönlichkeitsgefüge ist unter der Last des Lebens erstarrt oder sie kommen gegen ihre inneren Widerstände nicht an. Solche Anfangsschwierigkeiten sollten assoziativ niedergeschrieben werden. Fruchtet das nichts oder sträubt sich selbst die Feder vor den Schwierigkeiten, so berate man sich mit einem Analytiker oder psychologisch aufgeschlossenen Arzt, der einem wahrscheinlich über die Widerstände hinweghelfen kann.

Dem Anfang und Fortgang der schriftlichen Selbstanalyse stehen zwei Hauptschwierigkeiten im Wege: nämlich einmal für unbestimmte, rasch verfließende Gedanken Worte zu finden, zum anderen den Verstand gleichsam auf einen Wachtposten zu stellen, wo er nun vier Aufgaben gleichzeitig erfüllen muß. Erstens muß er sich einfallen lassen, was er jetzt denken will, zweitens muß er dieses Denken beobachten, drittens muß er es in Worte fassen, viertens muß er die Worte aufschreiben oder aussprechen.

Dieses vierspännige Denken fällt nicht jedem leicht. Wem es zu seiner Enttäuschung schwerfällt, der sollte sich das offen eingestehen und Abhilfe schaffen. Verschwommene Gedanken kann man zum Beispiel zunächst skizzenhaft festhalten und dann präzisieren; ermüdet einen die unaufhörliche Wiederkehr gewisser Gedanken oder Erinnerungen, so schreibe man sie bloß im Telegramm- oder Stichwortstil auf.

Einige Leser haben mitgeteilt, daß sie am Anfang über ihre banalen Gedanken nicht hinausgelangen. So ist es dem Verfasser zuerst auch ergangen. Darüber mache man sich keine Sorgen. Im Gegenteil, hinter den scheinbaren Banalitäten verbergen sich Gefühle jüngeren Ursprungs, die nur wiederholter schriftlicher

Durcharbeitung weichen. Danach kann man tiefer dringen. Überhaupt kann man in der Selbstanalyse seinen Gedanken einen größeren Tummelplatz einräumen als in einer formalen Analyse. Diese geistige Freizügigkeit ist ein natürliches Vorrecht.

Das Niederschreiben banaler Gedanken macht sich therapeutisch viel besser bezahlt, als man zuerst meint. Auch in der formalen Analyse redet man sich dauernd Alltagskümmernisse von der Seele. Niemand gesundet so rasch wie er wünscht, wie entschieden er auch fortschreite. Und je besser es einem geht, desto mehr erwartet man von sich. Diese höheren Erwartungen machen einen oft für das tatsächlich schon Erreichte blind. Es ist also vollkommen gleichgültig, was man niederschreibt. Es mag im Augenblick flach oder abgestanden klingen, aber wenn es das wirklich wäre, würde man es im seelischen Notstand eben nicht aufzeichnen. Man kann nur nicht gleich sehen, wie befreiend die schriftliche Entäußerung wirkt.

Was der Selbstanalytiker gerade aufgeschrieben hat, sollte er auch sogleich lesen können. Findet er das widerwärtig, so ist er da in eine Verdrängungszone geraten, die er durchschreiten muß.

Wer sich selbst analysiert, braucht einen Intimus, dessen Rat er vertrauen kann. Geteiltes Leid ist halbes Leid, wie eine formale Analyse deutlich macht. Wer sich hier einem seelisch aufgeschlossenen Arzt anvertrauen kann, ist am besten beraten.

Wenn der Hausarzt sich nicht sonderlich für psychologische Fragen interessiert, kann er sicher einen interessierten Kollegen empfehlen. Es ist offensichtlich töricht, sich seinem Arzt nicht voll anzuvertrauen, wenigstens dann, wenn dieser einen dazu ermutigt. Bedauerlicherweise suchen die meisten Menschen einen Spezialisten für organische Leiden viel bereitwilliger auf als einen Facharzt für Gemütsleiden. Das hängt wahrscheinlich mit der beängstigenden Undurchsichtigkeit der Seelenleiden zusammen.

Je ängstlicher man seine Seelenkrankheit geheimhält, desto schwerer ist sie natürlich zu heilen oder auch nur zu lindern. Man denkt hier an die Worte des Euripides: »Für Kummer gibt's kein bess'res Kraut als was ein weiser Freund uns rät.« Auch Sokrates hat recht: »Wenn wir krank sind, brauchen wir die Heilkunst der Ärzte, wenn traurig, ist ein Freund der beste Arzt.«

Vorläufige Ergebnisse der schriftlichen Selbstanalyse ■ Im vierten, fünften und sechsten Kapitel werden noch therapeutisch folgenreiche Erinnerungen an Vorfälle besprochen, die sich ereigneten, als der Verfasser dreieinhalb Jahre, elf bis vierzehn Monate, beziehungsweise sechs Monate alt war. Hier seien vorerst ein paar Ergebnisse aufgezählt, die der Verfasser in den Anfangsstadien seiner Selbstanalyse verbuchen konnte. Daran möge der Leser die anfänglichen Erfolge eigener Arbeit messen, deren Fortgang dann wohl ältere und ältere Erinnerungen zutage fördern wird.

Anfangs geht man also schrittweise zurück. Später dagegen überspringt die Seele unversehens eine scheinbare Leerstrecke zu einem frühkindlichen Vorfall hinab, wo dieser Rücklauf endet und einer psychischen Progression stattgibt. Und nun stellt es sich heraus, daß die Leerstrecke (jedenfalls im Erleben des Verfassers) ein alter Dornenpfad war, der erst dann erneut durchschritten werden konnte, nachdem die frühkindliche Wunde geheilt war.

Freilich: Wer hier *sucht*, der findet nur, daß sich die Urerinnerungen vor ihm verstecken. Nur langwieriges freies Assoziieren lockt sie hervor. Dann treten sie in Verkettung mit belanglosen und belangvollen Nebeneinfällen auf, deren Heilwirkung ebenso groß ist wie die der Aufdeckung scharf umschriebener seelischer Verletzungen. Das Aufgedeckte kommt uns oft krankhaft vor. Doch wird jeder, der sich an eine Tiefenanalyse wagt, auf eine überraschend große Masse morbiden Materials stoßen, das tunlichst ausgeräumt werden sollte. Der Seelengrund gleicht einem Keller, in dem Kuriositäten abgelagert sind, die wir erst später als kindisch erkennen. Im folgenden wird gezeigt, wie das Unbewußte »entrümpelt« werden kann.

Der Ursprung eines Interesses an Antiquitäten (nach 11 Analysestunden entdeckt und geklärt) ■ Der Verfasser hatte sich seit mehreren Jahren für Antiquitäten interessiert und sie gesammelt. Ihn interessierten nur Gegenstände, die älter waren als ein langes Menschenleben, also mindestens 80 bis 100 Jahre alt; die Verfertiger dieser Gegenstände waren demgemäß mit Sicherheit längst gestorben. Dieser Sammeleifer wurde durch eine

Reihe von freien Assoziationen auf frühere Stadien zurückverfolgt, wo er ausschließlich alten eichenen Truhen galt, wie man sie häufig in Antiquitätenläden sieht. Sein Unbewußtes hatte diese Truhen damals als Särge »gesehen«, und sein Wohlgefallen an Truhen hatte einen verdrängten, völlig unbewußten, halbherzigen Todeswunsch erfüllt, der von gewissen niederdrückenden Vorfällen erregt worden war, die ihrerseits dem Wohlgefallen an alten Truhen unmittelbar voraufgegangen waren. Sobald der Schmerz, den die beklagenswerten Vorfälle bereitet hatten, durch freie Einfälle ganz gestillt war, verschwanden auch der Todeswunsch, welcher den Schmerz ersetzt hatte, und das Interesse an alten Truhen. Auch das Interesse an Antiquitäten einzig und allein wegen ihres Alters erlosch. Heute schafft sich der Verfasser alte Gegenstände nur an, wenn er sie auch wirklich schön findet. Daß sie früher *bloß* älter als ein langes Leben sein mußten, um begehrenswert zu sein, ist deswegen bemerkenswert, weil sie einen unbewußten Todeswunsch befriedigten. Darüber hatte sich der Verfasser schon vor seiner Einsicht in die obigen Zusammenhänge gelegentlich gewundert.

Ursprung astronomischer Wißbegierde (nach 17 Analysestunden aufgedeckt) ■ Schon als Schüler hatte der Verfasser sich für Astronomie interessiert und ein Spiegelteleskop gekauft, durch das er manchmal Himmelskörper betrachtete. Hätte ihn jemand nach seinen Gründen gefragt, so hätte er den auf die Pflicht jedes Kulturmenschen verwiesen, sich mit dem neuesten Wissensstand über das Weltall bekanntzumachen, in dem wir leben. Diese vernünftige Erklärung wäre jedoch bei aller Ehrlichkeit todsicher falsch gewesen. Im Fortgang der freien Einfälle wurde das astronomische Interesse nämlich über das Kinderlied »Weißt du, wieviel Sternlein stehen ...« endlich auf eine Bewunderung für die weißen Blüten des Doldenmilchsterns (*Ornithogalum umbellatum*)* zurückgeführt, einer Pflanze, die nahe dem Landgärtchen wuchs, das der Verfasser als Zehnjähriger bestellt hatte. Das freie Assoziieren führte dann sofort und mit unverminderter

* Englisch »Star of Bethlehem« (Anm. d. Übers.).

Faszination zum »Morgenstern« und den neutestamentarischen Berichten von der Geburt Jesu. Das besondere Interesse am »Morgenstern« war also sicher von verdrängter kindlicher Neugier hinsichtlich der Geburt Christi geweckt worden; diese Neugier hatte zur einstweiligen Beruhigung über die »Tatsachen« der eigenen Empfängnis und Herkunft beigetragen und sich später auf Sterne überhaupt ausgedehnt.

Ein blinder Fleck im Auge des Geistes (nach 18 Analysestunden geklärt) ■ Nach etwa 18 Analysestunden erinnerte sich der Verfasser plötzlich, wie er einmal zu zwei langen, spitzen Bergstierhörnern, die über einem Türeingang in seinem Geburtshaus befestigt waren, aufgeschaut und sich dabei furchtbar erschreckt hatte.

Er hatte sich damals vorgestellt, wie fürchterlich es wäre, wenn so ein Tier ihn mit seinen gewaltigen Waffen hochschleuderte oder mit einem seiner Hörner aufspießte. Als er sich diese Schrekken ausmalte, war er fünf bis sechs Jahre alt; seit seinem siebten Lebensjahr, also 26 Jahre lang, hatte er dieses Vorfalls nicht gedacht — bis er ihn analysierte.

Zur Zeit der analytischen Wiedererinnerung war er fern vom Familiensitz mit seinem Bruder zusammen, dem er diese Geschichte erzählte, wobei er fragte: »Wo mögen diese Hörner heute bloß sein?« Der Bruder erwiderte: »Meinst du die Bergstierhörner, die in unserem neuen Haus über dem Eingang zum Speisezimmer hängen?« Der Verfasser staunte: »Da sind die jetzt? Unmöglich. Ich hätte sie dort doch sehen müssen.« Der Bruder versicherte, daß es die nämlichen Hörner sein müßten.

Als der Verfasser zum Familiensitz zurückkehrte, sah er dort die alten Hörner tatsächlich über dem Speisezimmereingang hängen, obwohl er sie über zwanzig Jahre lang unbewußt übersehen hatte. Das ist um so bemerkenswerter, als diese Hörner bei weitem der größte und auffälligste Gegenstand waren, der ihm allmorgendlich entgegenstarrte, wenn er die Treppe hinunterstieg. Das sind bedenkenswerte Umstände, die den »blinden Fleck im geistigen Auge« anschaulich demonstrieren. Hier hängen Hörner, die einem buchstäblich ins Gesicht springen; doch der Geist verleugnet sie hartnäckig, das Auge blickt durch sie hindurch auf die Tapete im Hintergrund, weil das Kind im Manne sich einmal vor ihnen entsetzt hatte.

Viele andere Menschen sind wahrscheinlich mit ähnlicher »Blindheit« geschlagen. Aber solange der Affekt, der den vermiedenen Gegenstand damals visuell auslöschte, analytisch nicht behoben oder sonstwie »aufgetaut« wird, können sie ihre Blindheit eben nicht erkennen.

Diese Blindheit hat auch forensische Bedeutung. So sollte man zum Beispiel auf Versicherungen von Augenzeugen, bestimmte Gegenstände seien zu bestimmten Zeiten nicht an ihrem Ort gewesen, keineswegs blindlings vertrauen. Wahrscheinlich sind Aussagen, daß bestimmte Gegenstände bei bestimmter Gelegenheit *vorhanden* waren, weit glaubwürdiger als Behauptungen, sie hätten gefehlt.

Ekel vor dem Anblick von Fischgräten (psychogenetisch nach etwa 100 Stunden geklärt) ■ Seit jeher wurde dem Verfasser beim Anblick von Fischgräten übel, ihm war, als müßte er sich übergeben. Er hatte keine Ahnung, woher der Brechreiz kam, und hielt ihn für ein natürliches Gefühl – jedenfalls für die eigene Person.

Während seiner Selbstanalyse erinnerte er sich jedoch daran, daß ihm im elterlichen Speisezimmer einmal eine scharfe Fischgräte im Halse steckengeblieben war, die schmerzhaft stach und zu heftigem Erbrechen führte, welches natürlich nervenzentral ausgelöst worden war, um die Gräte auszustoßen. Der Arzt wurde gerufen. Aber bevor er kam, war die Gräte irgendwie gelockert und entfernt worden. An der Höhe des Eßtisches gemessen, muß er damals, seiner Erinnerung nach, etwa vier Jahre »groß« gewesen sein. Es ist leicht einzusehen, daß in der bewußt erlebten Übelkeit des Mannes die verdrängte und vergessene Reaktion des Kindes nachwirkte und auch für den Erwachsenen noch einen Überlebenswert hatte, indem sie ihn unbewußt vor Gegenständen warnte, die Schmerz oder sogar einen Erstickungstod verursachen könnten.

Eine mündliche Variante der schriftlichen Methode ■ Der Verfasser hat, wie gesagt, ziemlich früh versucht, seine freien Einfälle einer elektrischen Maschine zu diktieren, fand diese unpersönliche Prozedur jedoch therapeutisch wirkungslos, da sich hierbei die Gefühle offenbar vom Gesprochenen nicht befreiend ablösen wollten.

Die Hemmung bekundete sich in der unbewußten Empfindung: »Die Wände haben Ohren«, vor denen die Einfälle sich dann gewissermaßen genierten. Das leblose Gerät war zudem herz- und anlitzlos, während man auf dem Papier fortwährend vertraute (Schrift-)Züge erblickte.

Nach etwa 120 Analysestunden hatte der Verfasser jedoch die Furcht vor den »horchenden Wänden« überwunden und konnte nun in einem stillen Zimmer frei assoziierend zu sich selber reden. Dieses Verfahren erwies sich als ebenso wirksam wie das schriftliche und als rascher. Eine Zeitlang gebrauchte er beide Verfahren abwechselnd, um sich der möglicherweise größeren Wirkung des schriftlichen nicht zu berauben; danach beschränkte er sich auf die Selbstgesprächsmethode.

Es mag unratsam sein, auf diesen Methodenumschwung hier überhaupt einzugehen, denn ein Anfänger könnte sich von dem Bericht des Verfassers leicht verleiten lassen, ohne weitere Umstände mit Selbstgesprächen zu beginnen, weil sie offensichtlich Zeit sparen. Es sei also nachdrücklichst festgehalten, daß jeder, der sich ohne fachlichen Beistand analysiert, unbedingt mit Einfalls*aufzeichnungen* beginnen und diese so lange fortsetzen muß, bis alle Furcht vor der Selbstaussprache völlig von ihm gewichen ist.

Ein Freund des Verfassers fand diesen Unterschied denkwürdig und meinte, daß Juristen zum Beispiel sich gegen die schriftliche Niederlegung von Gedanken hartnäckiger sträuben würden als gegen ihre mündliche Äußerung. Wahrscheinlich aber ist das Gegenteil wahr. Der Verfasser jedenfalls entdeckte, daß die meisten seiner Widerstände gegen freimütige Gedankenverlautbarung von verdrängten Ängsten herrührten. Diese Ängste wurden ihrerseits von verdrängten Kindheitserinnerungen an Strafen sowie von verdrängter Furcht vor Strafe rege erhalten. Die ganze

Verängstigung war unmittelbar von Gelegenheiten ausgegangen, da das Kind ohne Rücksicht auf die Ansichten körperlich übermächtiger Erwachsener seine eigene Meinung »vorlaut« vertreten oder »vorwitzige« Fragen gestellt hatte und dergleichen mehr – eine Verängstigung, die von der Weisheit »Hütet eure Zunge, Alte wie auch Junge« begünstigt wird. Wer bloß still vor sich hin schreibt statt zu reden oder zu murmeln, der »hütet« seine Zunge tatsächlich und kann daher ohne Furcht vor unbewußt drohenden Zeigefingern so »vorlaut« sein wie er will (und zu seinem Heile sein muß).

Offensichtlich hat auch der Wechsel zwischen Schreiben und »Solo«-Zwiegespräch Vorteile, die von Temperament, Stimmung und Wohnkomfort des Einzelnen bestimmt werden. Wer nicht abgeschieden genug lebt, mag das laute Reden durch Flüstern ersetzen. Einige Leser schwören sogar aufs Flüstern, das ja auch die »Kluft« zwischen Denken und Ausdruck leichter überbrückt als das Schreiben und mit des »Gedankens Schnelle« weit eher Schritt hält und natürlich auch müheloser ist.

Ein Leser fühlte sich beim Flüstern zuerst gehemmt und albern und befürchtete zudem, daß der üble Beigeschmack der Heimlichkeit und Verstohlenheit, der dem Flüstern anhaftet, sich hemmend auswirken würde. An diese Nachteile gewöhnte er sich aber, und die Hemmungen fielen rasch weg.

Ein psychoanalytisches Einschlafmittel ■ Vor einiger Zeit veröffentlichte eine bekannte und vielgelesene Zeitung Leserzuschriften, in denen die verschiedensten Einschlafmethoden vorgeschlagen wurden. Der Verfasser litt damals an leichten Schlafstörungen und fand es oft etwas schwierig, prompt einzuschlafen; daher probierte er einige der Vorschläge aus.

Am besten glückte ihm das Kunststück, mit imaginärem Pinsel und Farbtopf ganz langsam große weiße Dreien auf eine imaginäre schwarze Wand zu malen. Der Urheber dieser Methode hatte behauptet, nach drei träge gemalten Dreien fielen jedem unfehlbar die Augen zu.

Beim Verfasser schlug dieses Verfahren für gewöhnlich an. Kaum hatte er eine oder zwei Dreien hingemalt, so schlief er auch schon ein; nur manchmal mußte er drei Dreien malen. In anderen Zuschriften hieß es, man müsse sich vor dem Einschlafen unbedingt angenehme Dinge vorstellen. Viele Menschen überkommt ein Wohlgefühl, wenn sie an die »heilige« Zahl Drei denken, besonders wenn sie die Drei verdreifachen und Neun erhalten.

Die meisten Menschen können spontan keine Lieblingszahl nennen; drängt man sie aber, so fällt ihnen doch die Drei ein, und danach sagen sie manchmal, sie bevorzugten auch die Neun. Neulich wurde von einem amerikanischen Millionär berichtet, der von allen Aktien stets je drei (oder ein Vielfaches von drei) erwarb. Sein Büro mit der Nummer 33 lag in der 33. Straße, und er ließ sich die Rufnummer 333 zuweisen.

Warum wirkt die Zahl 3 einlullend? Weil sie unbewußt phallische Bedeutung hat, würden die Psychoanalytiker wohl sagen. Unbewußte Phallussymbole strahlen Lust aus, die nur dann zur Unlust wird, wenn sie mit dem Genitalabtrennungskomplex gewissermaßen zu Angst »verschnitten« wird. Aber wenn man einschlafen möchte, drängen sich Genitalabtrennungsängste in aller Regel nicht ein, obgleich sie einen manchmal unmittelbar nach gewissen Träumen überfallen.

Dem Verfasser sind gleichwohl bei der Zahl Drei kaum phallische Einfälle gekommen. Ihm will daher scheinen, daß viele Menschen diese Zahl oft als »heilig« und wohltuend empfinden, weil sie an die frühkindliche Dreieinigkeit Mutter-Kind-Vater gemahnt.

Das Zahlenmalen wirkte auf den Verfasser fast ausnahmslos nur dann nicht einschläfernd, wenn er mit dem Malen *unwillkürlich* aufhörte, ehe er die drei Dreien vollendet hatte. Manchmal brach er ab, bevor er die untere Ziffernschleife der zweiten oder dritten Drei ausführen konnte. Wenn das geschah, lag er für gewöhnlich ein- bis zwei Stunden mit unklar ineinanderfließenden Gedanken wach, ehe er schließlich einschlummerte.

Als ihm nach einiger Erfahrung endlich völlig klar wurde, daß er das imaginäre Zahlenmalen jedesmal *unwillentlich* abgebrochen hatte, suchte er den Gedanken abzupassen, der in das Ziffernmalen jeweils störend einbrach. Inzwischen hatte er auch die selbstanalytische Zwiegesprächsform entwickelt, die er nun gegen die einbrechenden Gedanken ermittelnd einsetzte, wobei er, still daliegend, jeden auftauchenden Gedanken sogleich leise vor sich hin sprach, so lange er konnte.

Endlich vermochte er die Eigenart der störenden Gedanken jedesmal zu bestimmen, und sobald das gelang, schlief er binnen 15 Minuten unweigerlich ein. Geht man so vor, dann assoziiert die Seele anscheinend so lange weiter, bis sie auf eine im Freudschen Sinne schwere Verdrängung stößt. Will man den Einfällen von dort aus *noch* weiter nachspüren, dann erreicht die seelische Belastung einen Punkt, an dem das Gehirn lieber auf Schlaf umschaltet als die belastende Verdrängung noch weiter zu unterhöhlen. Die freien Einfälle haben nunmehr unter den nervös machenden Gedanken »obertags« vorerst genügend aufgeräumt, so daß der Schlaf jetzt einen willkommenen Vorwand bietet, die schweren Verdrängungen einstweilen in Ruhe zu lassen. Wenn bestimmte freie Einfälle tatsächlich den Schlaf herbeiführen, der sich ohne sie nicht eingestellt hätte, dann haben diese Einfälle den gedanklichen Missetäter, der den Schlaf störte, weit wirksamer demaskiert, als viele Leute ahnen. Denn weshalb können wir nun auf einmal einschlafen? Ein schwer durchschaubares Geheimnis!

Diese Methode erleichtert einem aber nicht bloß das Einschlafen, sie unterstützt auch die Selbstanalyse, indem sie analytisch verwertbare Träume anregt, die man am nachfolgenden Tage bearbeiten kann. Als der Verfasser noch an Einschlafstörungen litt, setzte er dieses Verfahren nach einer Weile stets unverzüglich ein, ohne sich mit der Zahlenmalerei weiter abzuquälen. Seit dem erfolgreichen Abschluß seiner Tiefenanalyse sind die früheren Einschlafschwierigkeiten allerdings verschwunden.

Einer der Nachteile dieses psychoanalytischen »Einschlafmittels« ist, daß seine Anwendung bedeutende Ausdauer erfordert, die man ohne eine voraufgegangene schriftliche Selbstanalyse – oder eine formale Analyse – wahrscheinlich nicht erwerben beziehungsweise aufbringen würde. Auf das einschläfernde Verfahren, langsam imaginäre Dreien zu malen, können sich die meisten Menschen dagegen wohl recht rasch einüben.

Bekanntlich schläft man auch leichter ein, wenn man angestrengt auf das monotone Ticken einer Uhr oder eines Metronoms lauscht. Tut man das eine Weile, dann merkt man, wie sich das Atmen vertieft und verlangsamt, während das Ticken rhythmisch zwischen Hörbarkeit und Unhörbarkeit schwankt. Dabei kann man sich sogar beim eigenen Halbschlaf ertappen. Binnen kurzem wird das Ticken länger und länger unhörbar, bis es endlich völlig verklingt und man eingeschlafen ist.

4 Der Genitalabtrennungskomplex

Die nachfolgend beschriebenen Resultate wurden dank 180stündiger Fortführung der Selbstanalyse erzielt.

Ursprünglich glaubte der Verfasser einfach nicht an den Genitalabtrennungskomplex; daß alle Männer ihn haben sollten, kam ihm fast wie ein Ammenmärchen vor; in der eigenen Gemütstiefe vermutete er den Komplex erst recht nicht. Nachdem er sich allerdings mit einem analysierten Freund unterhalten und seine eigenen analytischen Erfahrungen gemacht hatte, hielt er es schon eher für möglich, daß so ein Komplex die eigene Persönlichkeit geprägt haben könnte, zumal ihn seit Jahren schon eine leichte Schwäche befiel, sobald er nur in wissenschaftlichen Schriften Eingriffe in die Zeugungsorgane wie die sterilisierende Durchtrennung der Samenleiter (*vasa deferentia*) erwähnt fand.

Während der Selbstanalyse riefen die freien Einfälle schließlich die Erinnerung an ein Kindheitserlebnis wach. Im Alter von sechs bis sieben Jahren riß sich der Verfasser auf der Straße einmal einen Milchzahn aus und wunderte sich dabei über die Schmerzlosigkeit der Prozedur. Als der Zahn sich loslöste, machte der Spalt zwischen zwei Prellsteinen nahebei einen merkwürdigen Eindruck auf ihn. Diesen sonderbaren Nebenumstand hatte der Verfasser auch vor seiner Analyse noch nicht vergessen.

In der darauffolgenden Nacht hatte er einen Traum. Er fühlte etwas hinten am Gaumen kleben und war überzeugt, daß ihm da irgendein Schmarotzer aus dem Körperinneren aufgestoßen sei. Diesen zog er sich mit zwei Fingern aus dem Mund. Da war es ein wohlgegliedertes Wesen, das sich zwischen den Fingern irgendwie lebendig anfühlte und etwa wie ein Lanzettfischchen aussah (es hatte spitze Vorder- und Hinterenden), aber etwa 15 Zentimeter lang war. Am Vorderende war ein Fischkopf angedeutet. Der Verfasser warf das Ding schließlich auf den Boden, wo es sich einmal ringelte und dann leblos dalag.

Von diesem Traume erwachte der Verfasser augenblicklich, und sobald ihm klar wurde, daß der Fischkopf das Ding zum phallischen Symbol erhob, durchfuhr ihn ein eisiger Schrecken. Währenddessen sah er wie vom Blitz erleuchtet ein Erinnerungsbild: ein Fleischer haut auf einem dicken Holzblock mit einem schweren Hackmesser von einer Fleischkeule einen Fettstreifen ab; ein Hieb – weg. Das Gedächtnis hatte die Form und Größe des Fettstreifens mit photographischer Treue aufbewahrt. Vor dieser Erinnerung graute ihm nun, denn er hatte als Kind den Fleischer tatsächlich einmal so hantieren sehen und dabei sofort die Furcht verdrängt, sein Glied könnte das Schicksal des Fettstreifens teilen, den der Fleischer da weghaute. Das Grauen klang nun rasch ab, und die Eroberung dieser Erinnerung hatte den Verfasser anscheinend von einem leichten Schauder befreit, der ihn jahrelang beim Anblick der Plejaden und besonders ihrem herbstlichen Spätaufgang ergriffen hatte. Dieser auch als »Siebengestirn« bekannte Sternhaufen wurde in seiner Heimat aber das »Fleischerbeil« genannt. Des Schauders war er sich völlig bewußt, gab ihn aber nur zögernd zu, obgleich er sich schon öfter unklar gewundert hatte, warum es ihn schauderte. Nachdem er sich an das Hackmesser wieder erinnern konnte, vermochte er die Plejaden gleichmütig zu betrachten, obgleich ihn auch dann noch etwas fröstelte.*

---

* Nachdem der Genitalabtrennungskomplex in seinem vollen scharfrichterlichen Ernst ins Bewußtsein gerufen (siehe unten) und das Grauen, welches er dem Kind eingeflößt hatte, abreagiert worden waren, verschwand dieses Frösteln ganz. Dieses gänzliche Verschwinden bezeugt die Kausalverbindung zwischen dem Frösteln und der ursprünglichen Kastrationsandrohung.

Wahrscheinlich graut es vielen Menschen dann und wann ein wenig vor scheinbar harmlosen Dingen. Dieses Grauen wollen sie sich aber nicht eingestehen und würden es anderen gegenüber ableugnen. Auch kommt es ihnen entweder nur angesichts der »Auslöser« ins Bewußtsein, was selten geschieht, oder aber als herbe Frucht des freien Assoziierens. Indessen mag die Verursachung des leichten, aber spürbaren unerklärlichen Grauens, das der Verfasser beim Anblick des Siebengestirns empfand, diejenigen doch nachdenklich stimmen, die da meinen, an der Psychoanalyse sei nichts dran.

Ein wenig später kam eine lange Strecke freien Assoziierens zu einem jähen Ende: dem Verfasser fiel schlechterdings nichts mehr ein. Er fragte sich nun, welche Verdrängung hinter diesem starken und hartnäckigen Widerstand lauern mochte, und prompt kam die Antwort: »Genitalabtrennungsangst«. Da er noch immer nicht fortfahren konnte, hoffte er, in der Nacht einen Traum zu haben, der etwas Licht auf die Stockung werfen würde, wollte aber anderseits auch keinen allzu grauenhaften Traum haben. Leichte Spuren eines Genitalabtrennungskomplexes würden seiner intellektuellen Neugier schon genügen. Gleichzeitig regte sich ein innerer Selbstvorwurf: Warum hast du dich auf ein so gefährliches Unterfangen wie die Psychoanalyse eingelassen? Laß doch die Finger davon. Wenn du so weitermachst, bekommst du unweigerlich etwas über dich heraus, das du lieber nicht wüßtest! Und er hatte in der Nacht einen Traum, der bestimmt von der Genitalabtrennung handelte; die freien Einfälle dazu aber verliefen wieder im Sande.

Seit Jahren erinnerte sich der Verfasser hin und wieder an einen Spaziergang, den er als Kind mit einer nahen Verwandten gemacht hatte, eine angenehme Erinnerung. Nur ein Umstand war ihm freilich noch deutlich: Es fing endlich zu regnen an, und die Verwandte spannte einen Schirm auf — oder hatte er es getan? Nach diesem Spaziergang hütete er sich auch manchmal, auf die Fugen zwischen Pflastersteinen zu treten, und diese Neigung legte er sich auf das allervernünftigste zurecht: Die Pflastersteine könnten sein Gewicht viel besser tragen — oder vertragen — als die Fugen, auf denen nur herz- und rücksichtslose Menschen herumtrampeln. In der Analyse stießen die freien Einfälle schnell auf diesen Spaziergang, und allmählich erinnerte er sich an ein paar Ochsen, die damals auf einer Wiese am Wege weideten. Er hatte die Verwandte nach dem Unterschied zwischen einem Ochsen und einem Stier gefragt, obwohl er den Unterschied sehr wohl kannte. Und nun wurde ihm klar, warum ihm dieser Spaziergang wieder einfiel: Er hatte sich über Operationen am Geschlechtsapparat Gedanken gemacht, und die Verwandte hatte wohl auch seine sexuelle Neugier — so mußte er es wohl nennen — erregt.

In einem bedeutend späteren Stadium seiner Selbstanalyse fiel ihm unvermittelt die ärgerlich ausgestoßene Frage ein: »Aha, er hat *das* wieder gemacht, nicht? Den knöpfe ich mir jetzt mal vor, das werde ich dem schon abgewöhnen.« Damit verband sich ein ganz unklarer Nebeneinfall: das muß die Kusine gesagt haben (nicht die Verwandte, mit der er spazierengegangen war). Daraufhin sprangen die Gedanken auf andere Themen über. Nach wenigen Tagen stellte sich die ärgerliche Frage plötzlich wieder ein, und diesmal gab es keinen Zweifel: die Kusine hatte sie gestellt. Jetzt fragte sich der Verfasser: »*Wo* hat sie das wohl gesagt?« Die Erinnerung antwortete: »In der Küche unseres Hauses in . . ., wo ich geboren wurde, wo sonst? Das Dienstmädchen hatte mich zu ihr in die Küche hinuntergezerrt.« – »Und warum hatte mich das Dienstmädchen zu ihr in die Küche gebracht?« Erinnerung: »Weil ich oben im Hinterzimmer meinen Penis gestreichelt und vorgezeigt hatte. Als die Minna das sah, hat sie mich am rechten Arm gepackt, und zwar recht unsanft, und mich die Treppe hinunterbugsiert, in die Küche, wo die Kusine gerade arbeitete. Schon vorher hatte mich die Minna ein paarmal gewarnt (auch noch an diesem Nachmittag), daß, wenn ich mich noch einmal unterstünde und mein Glied berührte oder entblößte, dann würde es abgeschnitten. Als sie der Kusine davon erzählte, hatte diese ärgerlich ausgerufen: ›Aha, er hat *das* wieder gemacht, nicht? Den knöpfe ich mir jetzt mal vor, das werde ich dem schon abgewöhnen.‹ Dabei schob sie ihre Arme mit einem Ruck unter meine und schleifte mich – oder ich hing an ihrer Seite – wieder ins Hinterzimmer hinauf, wie verzweifelt ich mich auch wehrte.«

Alsdann fragte sich der Verfasser: »Was geschah danach?« Sogleich tauchte wie aus Bodennebel ein inneres Bild vor ihm auf, das sich rasch klärte. Selbst in dem trüben Weiß war aber schon eine große Schere sichtbar, deren scharfe blanke Schenkel sich über seinem Penis, wo sie gelblich umwölkt schienen, schnell öffneten und schlossen und dabei schabend gegeneinander schliffen. Die Kusine drückte ihn auf die Couch neben der Wand seines Zimmers nieder, nahe der Tür; unter seinen rechten Arm und quer über seine Brust schob sie ihren linken, mit der Hand hielt sie ihn bei der linken Schulter fest. Dann befahl sie dem Dienstmädchen, ihr vom Tisch die Schere zu bringen und rief: »Hol' mir eine

Schüssel!« Dabei schnippte und schnappte sie mit der Schere dicht über dem Penis. Sowie die Erinnerung sich dank analytischer Bemühung wieder einstellte (und auch danach), konnte der Verfasser das alles wieder »sehen« und »hören« – das schabende Schnippschnapp der Schere, die Kusine ... Bis zu dem Moment hatte er eigentlich nicht geglaubt, daß die beiden Mädchen ihm ernstlich etwas antun wollten, obgleich ihn die rauhe Behandlung sehr erschreckt hatte. Der Ruf nach der Schüssel verstärkte seine Furcht, und als das Dienstmädchen mit einer kleinen, bräunlichen Pastetenschüssel aufkreuzte, erfaßten ihn Übelkeit und Grauen. Er sagte: »Tu's nicht, Kusine.« Die fuhr ihn an und fragte: »Also? Tust du das auch nie wieder?« Er weinte nun, wandte ein paar Augenblicke später den Kopf nach links, vom Grauen weg, und sagte kleinlaut: »Nie mehr.« Die Kusine, die auf der Couchkante saß, wandte sich darauf an das Dienstmädchen, das mit der Pastetenschüssel wild nach dem Kind stieß. Aber die Kusine schob die Schüssel beiseite und meinte: »Es ist nicht nötig, er hat klein beigegeben.«

Jetzt erinnert sich der Verfasser lebhaft an alle Einzelheiten, damals aber hatte er den Vorfall sofort verdrängt, weil das Grauen ihn überwältigte.

Die kleine, bräunliche Pastetenschüssel erhärtet die Richtigkeit der Erinnerung; denn der Verfasser erwartete, daß das Dienstmädchen eine kleine* weiße Soßenschüssel bringen würde, die viel größer war als die Pastetenschüssel (als die Kusine »Schüssel« sagte, stellte er sich eine Soßenschüssel vor). Er war überrascht, die viel kleinere, bräunliche Pastetenschüssel zu sehen, die tief war und senkrechte Seiten hatte. Der Anblick dieses tiefen Behältnisses steigerte seine Furcht, daß ihm sein Glied nun wirklich und wahrhaftig abgeschnitten würde. Eine weitere Bestätigung erhielt er, als er seiner Mutter von dem Vorfall erzählte und dabei nachahmte, wie die Kusine den Satz »Aha, er hat *das* wieder gemacht, nicht?« aussprach. »Ja«, sagte die Mutter, »genau der Tonfall von der Kusine.« Zum Vater sagte die Mutter auch noch: »Das ist sicher eine wahre Begebenheit, meinst du nicht? . . .

---

* »klein« im Vergleich mit zwei weiteren Saucièren, die damals im Hause waren.

Ich glaube ihm jedes Wort . . . . Hätte er das jemand anders angekreidet, wäre ich sehr skeptisch gewesen, aber der Kusine traue ich heute alles zu. Ich habe ja inzwischen so manches über sie erfahren. Auch sagt sie nie die Wahrheit, es hätte also keinen Sinn, *sie* über die Sache auszufragen.«

Auch über das Dienstmädchen wurde noch einiges in Erfahrung gebracht. Der Verfasser erinnerte sich nunmehr, daß es die Kusine zu der Kastrationsdrohung angestiftet hatte. Diese Frau trug stets ein schwarzes Kleid, eine äußerst strenge Miene und beim Nähen eine Brille mit Stahlrändern. Diese Angaben ermöglichten es den Eltern, sie als Miss ... zu identifizieren, eine alte Jungfer von 37 Jahren, die im Haushalt diente, als der Verfasser drei bis vier Jahre alt war, und die sechs Monate nach ihrer Entlassung in einer Feuersbrunst umkam. Offenbar war sie eine Schneiderin, daher wußte sie wohl gleich, wo die Schere lag. Aber noch bevor er sich *daran* erinnerte, war ihm wieder eingefallen, daß am fraglichen Abend Baumwollrollen und ein Nähkörbchen auf dem Tisch standen und die Tischdecke aus rauhem, gelbgrünem, plüschartigem Material gemacht war.

Etwa ein Jahr nach der Aufdeckung des Genitalabtrennungskomplexes bemerkte er während eines bestimmten Monats von Zeit zu Zeit in einem der Zimmer seines eigenen Hauses genau dasselbe Tischtuch, das er analytisch der Verdrängung entrissen hatte. Als ihm nach Verlauf eines Monats dieser Umstand voll bewußt geworden war, wurde er sehr neugierig. Indessen wollte er vorsichtig sein, denn dieses Tischtuch hätte ja auch erst vor kurzem gekauft worden sein können, und so fragte er seine Mutter danach. Diese sagte aber: »Nein, das Tischtuch ist damals gekauft worden, als ich mich verheiratete.«

Offensichtlich konnte der Verfasser dieses Tischtuch erst dann bewußt wahrnehmen, nachdem das lähmende Entsetzen, das ihn angesichts der Genitalabtrennungsdrohung gepackt hatte, von ihm gewichen war, und das dauerte fast ein Jahr. Hier handelte es sich wohl um einen weiteren blinden Fleck im Auge des Geistes (siehe den Abschnitt über die Bergstierhörner).

Der Verfasser erinnert sich auch, daß die Kusine an diesem Nachmittag sofort zur Teestunde in das großväterliche Haus ging, so daß die zurückkehrende Mutter sie nicht mehr antraf, und daß sie gegen ihre Gewohnheit auch am Abend nicht heimkam. Sie wollte es wohl dem Dienstmädchen überlassen, die Sache nötigenfalls vor den Eltern zu verantworten. Nachdem die Kusine gegangen war und ehe die Mutter heimkam, stand der Verfasser (wie er sich erinnert) etwa in der Zimmermitte und weinte vor sich hin. Da sagte das Dienstmädchen zu ihm: »Weine nicht, sei ein großer Junge.« Offenbar wollte sie die Sache vor der Rückkehr der Eltern ins reine bringen.

Später erinnerte sich die Mutter, das Dienstmädchen habe ihr eines Nachmittags gesagt: »Er hat einen Weinkrampf gehabt.« Diese Bemerkung erschien der Mutter seinerzeit besonders merkwürdig, da dergleichen noch nie vorgekommen war, und so erwiderte sie, das Mädchen müsse sich geirrt haben. Weinkrämpfe kämen in ihrer Familie nicht vor. Worauf das Mädchen entgegnete, sie könnte sich tatsächlich geirrt haben. Die Mutter fragte ihn, was ihm fehle, und er sagte angeblich, ihm fehle nichts. An diese Gespräche erinnert sich der Verfasser selber nicht; ob sie an dem fraglichen Nachmittag stattfanden, weiß er also nicht; das auffällige Weinen, von dem das Mädchen berichtete, macht das jedoch wahrscheinlich.

Der Aufdeckung des Vorfalls folgte das Grauen nicht eigentlich auf dem Fuße, vielmehr stellten sich zunächst einmal Empfindungslosigkeit und Trauer ein. Erst als er einigen Verwandten und Freunden von dem Vorfall erzählt hatte, brach das Grauen durch, das von Groll und Entrüstung abgelöst wurde. Einige Tage waren nichts als graues Elend, und der Verfasser fühlte sich wieder als kleines hilfloses Kind, dem jeden Augenblick das Glied abgesäbelt werden konnte. Er war sich noch nie so allein und von aller Welt verlassen vorgekommen. Seine Verwandten und Freunde konnten sich in sein Unglück überhaupt nicht hineindenken und brachten kein rechtes Mitgefühl auf. Nach einer Weile erholte sich der Verfasser von seinem Grauen und schenkte vernünftigem Zuspruch Gehör. Die Drohung sollte doch wohl nie wahrgemacht werden, versicherte man ihm zum Beispiel, man wollte ihn bloß abschrecken und von seiner kindlichen Sexualneugier kurieren.

So schwand das Gefühl erlittener Mißhandlung und Demütigung allmählich, und sein Verstand gewann die Oberhand. Seine Geistesverfassung und leibliche Gesundheit besserten sich. Er hatte früher etwas an Berührungsangst gelitten; diese Zwänge lösten sich gänzlich auf.

Er vermied es nun auch nicht mehr ängstlich, auf die Fugen zwischen Pflastersteinen zu treten. Diese Angst erklärt er sich damit, daß die Fugen sichtbare Einschnitte darstellen, die unbewußt an die Abtrennung der Genitalien gemahnen. In diesem Zusammenhange ist der Kinderglaube aufschlußreich: »Wenn du auf die Fugen trittst, bekommst du nie ein Liebchen.«* Der Verfasser vermutet auch, daß sein eigener Genitalabtrennungskomplex zu mangelndem Selbstvertrauen, zu nervöser Reizbarkeit, zu innerer Unruhe mit Schlafstörungen und zu einer merkwürdigen Überempfindlichkeit hinsichtlich seiner Zähne beitrug. (Vergleiche die geheimnisvolle, vormals unerklärliche Faszination, die von einer Fuge zwischen zwei Randsteinen in *dem* Moment ausging, da er sich einen Milchzahn auszog. Der Milchzahn stand damals im Unbewußten wohl als Symbol für den Phallus.)

Heute hält er es auch für wahrscheinlich, daß der innere »Schmarotzer« in dem schon erwähnten Traum deswegen in den Mund »eindrang«, weil die Zähne darin manchmal eine unbewußt phallische Bedeutung erlangen. Diese leitet sich von der Tatsache her, daß die Zähne herausfallen oder gezogen werden können, wodurch sie sich im Unbewußten leicht in den Genitalabtrennungskomplex eingliedern.

Der Verfasser erinnert sich auch, als kleines Kind einmal ein Gebiß in einem Wasserglas gesehen zu haben. Dieser Anblick erschreckte ihn derart, daß er die Treppe hinunterrannte. Er hatte geglaubt, Zähne seien so fest angewachsen wie Finger, und nun sah er auf einmal, daß man sie abnehmen kann! Wahrscheinlich hatte er sich — so weiß es wenigstens der analytisch gewitzte Erwachsene — vor dem Gebiß so geängstigt, weil er seine Genitalabtrennungsangst schon *vorher* verdrängt hatte. Stimmt das, so können die Zähne eben auch nachträglich phallische Bedeutung

* Zur Dynamik der Zwangsneurose vgl. auch: »Step on the crack — break your mother's back.« — Tritt auf die Fuge — brich der Mutter das Kreuz (Anm. d. Übers.).

erlangen. Jedenfalls irrte sich Freud, wenn er den Anblick der weiblichen Genitalien für nötig hielt, um der Kastrationsandrohung gewissermaßen Vollstreckungsgewalt zu verleihen; der Anblick eines Gebisses hat die nämliche entnervende Wirkung.

Während man Kastrationsdrohungen dem Kind gegenüber meistens nur ausspricht, wurde die Drohung hier höchst glaubwürdig *inszeniert*. Dadurch wurde der Genitalabtrennungskomplex natürlich bedeutend verschärft. Die »Moral von der Geschicht« versteht sich von selber; die Auswirkungen der Kastrationsandrohung werden im achten Kapitel ausführlicher besprochen.

Wahrscheinlich werden solche gedankenlosen, aber verstörenden Genitalabtrennungsdrohungen mit kleinen Kindern viel häufiger »gespielt«, als man ahnt; denn die Kusine des Verfassers war zwar unwahrhaftig und hatte auch sonst ihre Mucken – aber ausgesprochen boshaft könnte man sie kaum nennen. In mancher Beziehung war sie sogar ein guter Mensch.

5 Ein Kindheitserlebnis und seine Folgen

Vor seiner Analyse war der Verfasser eine Zeitlang depressiven Stimmungen unterworfen gewesen. Er neigte zum Pessimismus und hatte oft genug das Gefühl, das Leben bewältige ihn, anstatt daß er das Leben bewältige; mindestens war es mal so, mal so. Dieses Gefühl war einesteils deutlich, andernteils aber auch unbestimmbar. Nach einigem analytischen Fortschritt wurde dieses Gefühl jedoch faßbarer, und er begann sich nun nach den Ursachen zu fragen. Diese wollte er natürlich aufdecken, um befreiend über sie hinauszugelangen und um seine psychologische Neugierde zu befriedigen.

In einem späteren Stadium der Analyse kam der vorhin dargestellte Vorfall ans Licht; dieses einschneidende Erlebnis trug zu einer bedrückten Lebenseinstellung maßgeblich bei. Die bedrückte Einstellung hielt indessen selbst nach der seelischen Aufarbeitung des Erlebnisses an. Die Beobachtungen und Nachfragen des Verfassers ergaben, daß diese depressive Weltansicht von vielen Menschen geteilt wird, sie wird ihnen oft nur nicht deutlich bewußt; in ihrem Erwachsenenleben können sie keine einleuchtenden Gründe für die Verstimmung finden; diese erscheint um so sinnloser, je – relativ – erfolgreicher ihr Streben war.

Als die Selbstanalyse über bedeutende Widerstände hinweg weiter fortgeschritten war, kam endlich auch die Ursache der noch vorhandenen Depression ans Licht. Nach der Kleidung zu urteilen, an die er sich erinnert, und kraft der Tatsache, daß er soeben erst zu laufen gelernt hatte, muß er damals 11 bis 14 Monate alt gewesen sein. Er saß also auf dem Knie einer Frau, die eine grüne Bluse trug. Die Kleidung deutet darauf hin, daß sie zu Besuch gekommen war, denn die Mutter versichert, daß das Hausgesinde, ein Kindermädchen zum Beispiel, eine Art Diensttracht getragen hätte. Das kleine Kind war hungrig und langte mit beiden Händen wiederholt nach der rechten Brust der Frau. Als sich die Erinnerung analytisch klärte, konnte er seine winzigen Hände und Arme gewissermaßen wieder hinaufgestreckt sehen. Dieses Hinauflangen hatte zweifellos mit der Tatsache zu tun, daß er erst kürzlich abgestillt worden war. Die Frau stieß die Händchen mehrmals ziemlich heftig zurück, ohne ihm jedoch Schmerz zuzufügen. Als er aber nochmals hinaufreichte und seine Arme fast voll ausgestreckt waren, verlor sie endlich die Geduld und stieß diese mit wiederholten und derart scharfen Schlägen ihrer Rechten zurück, daß der Schmerz durch die Arme, Hände und Knöchel des Kindes zuckte.

Als diese Erinnerung analytisch durchbrach, raste der Schmerz erneut durch die Arme des Verfassers; er krümmte sich und bog die Hände unter dem Aufprall der Schläge zurück, bis sie schließlich schlaff, schweißbedeckt und wie schmerzbetäubt heruntersanken. Der Schmerz, der dem kleinen Kind bereitet wurde, muß so groß gewesen sein, daß er als Schmerz verdrängt und als *körperliche* Mißhandlung in dem Moment wiedererlebt wurde, als die Verdrängung plötzlich nachgab. Innerhalb einer halben Minute wurde ihm die Bedeutsamkeit der analytischen Entdeckung klar, und er begann zu begreifen, in welchem Ausmaß und Umfang der verdrängte Schmerz sein Leben seither beeinträchtigt hatte. Die Tragweite der Entdeckung rüttelte ihn seelisch auf. Das Gefühl schädigender Enttäuschung wurde zweifelsohne durch den Umstand gesteigert, daß er sich dieser Frau damals als Ersatzmutter zugewandt hatte.

Bis zu dieser Endeckung war er seit seinem achten Lebensjahr etwa überzeugt gewesen, daß gewisse Wesenseigentümlichkeiten, die er an sich bemerkt hatte und die man als psychoneurotisch bezeichnen würde, erblicher Belastung zu danken und daher wahrscheinlich unabänderlich seien. Die Aufdeckung dieses Vorfalls und die Einsicht in seine tief- und weitreichenden Wirkungen führten ihm schlagartig das Gegenteil vor Augen: seine Schwermut war unter diesem Brocken aus der Vergangenheit herangewachsen.

Je tiefer er in diese Kindheitsszene analytisch eindrang, um so mehr »Angst-vor-dieser-Frau« kam an den Tag. Er sah nicht ab, wie er den Bannstrahl dieser Angst je brechen könnte. Plötzlich schlug diese Angst jedoch in wilde Wut und Entrüstung um, die ebenso schwer abzuschütteln waren. Er ließ seine Wut daher an dem Boxball aus, den er in seinem Studierzimmer stehen hatte. Unter diesem Ball stellte er sich die schuldige Frau vor und schlug so hart auf ihn ein, daß er jedesmal am Fußboden abprallte. Sein Unwille legte sich dann etwas, verschwand aber nicht ganz.

Zeit aber ist des Zornes Arznei, und nach 20 Analysestunden waren Wut und Unwille verraucht. Der Verfasser hat schon öfter erlebt, daß selbstanalytisch wiedererweckte Gefühle sich in *einem* Arbeitsgang nur schwer oder überhaupt nicht auflösen lassen; im Mahlgang des Alltags werden sie dann um so sicherer zerrieben. Als er sich also nach 20 Stunden wieder an die analytische Arbeit setzte, kreisten seine freien Einfälle erkennbar um ödipale Konflikte. Vielleicht war auch etwas von dem Affekt, den der damals gerade beendete Abstillungskampf hinterlassen hatte, auf die spätere Zurückweisung übergewallt.

Diese führte in aller Folgezeit zu Furcht, Abneigung und (weitgehend verdrängtem) Mißtrauen Dienstmädchen – und Frauen überhaupt – gegenüber; eingefleischter Weiberhaß mag sich aus ähnlich getrübten Quellen speisen.

Nachdem die verdrängten Gefühle, die von dem Vorfall ausgingen, sich erschöpft hatten, sah der Verfasser dem Leben viel unbeschwerter entgegen als je zuvor. Vorher war ihm der fatale Einfluß dieser Frau nie von der Seite gewichen, er bedrückte ihn dauernd, nur wußte er das vor seiner analytischen Bergwerksarbeit nicht. Wer nie tief analysiert worden ist, kann den prägenden Einfluß, den frühkindliche Einflüsse auf die spätere Gemütsverfassung des Menschen haben, kaum recht würdigen.

Frühere Erfahrungen hinterlassen genau deswegen so tiefe und breite Spuren im Entwicklungsweg des Einzelnen, weil er hier zum erstenmal sozusagen unter die Räder des Lebens gerät. Denn das sehr junge Kind ist wie Siegelwachs, das den Siegelabdruck kritik- und wehrlos empfängt. Edmund Bergler hat das in *The Psychoanalytic Review** so ausgedrückt:

»Wir wissen, daß das Kind aus unbedeutenden Vorfällen

allumfassende Gefühlsschlüsse zieht.« Weiter heißt es**: »Es stimmt natürlich, daß dem Erwachsenen die Konflikte des Kindes lächerlich und übertrieben *vorkommen*, während das Kind selber sie sehr ernst nimmt. Die Analyse hat die Vorstellung, *kleine* Kinder hätten *kleine* Konflikte, endgültig widerlegt. Sie macht vielmehr auf das Ungestüm und die Heftigkeit kindlicher Konflikte aufmerksam ...«

Dieses Kapitel sollte dartun, daß hier ein Kind mit vermeidbarer Härte geschlagen wurde; es hätte viel leichter durch Freundlichkeit bewogen werden können, die unliebsame Hungergeste zu unterdrücken; so aber trug es Wundmale davon, die seinem seelischen Wachstum schadeten. Einige Erwachsene scheinen nicht zu wissen, wie empfindlich die schwachen, unausgewachsenen Arme eines kleinen Kindes noch sind und wie schmerzhaft und vernichtend ein heftiger Schlag wirkt, der durch unausgewachsene Knochen vibriert. Dieses Thema wird samt der Nutzanwendung, die sich daraus ergibt, im siebten Kapitel wiederaufgenommen.

---

* 32. Jahrgang, Nummer 4 (Oktober 1945), S. 472.
** Ebd., S. 473 (Fußnote).

6 Eine Erinnerung aus dem sechsten Lebensmonat

Im folgenden wird ein Ereignis dargestellt, das etwa in den sechsten Lebensmonat des Verfassers fiel, und das er sich durch ausdauernde Selbstanalyse ins Gedächtnis zurückrief. Mehrere bekannte Psychoanalytiker haben dem Verfasser mitgeteilt, daß man sich nur selten und ausnahmsweise an Ereignisse erinnert, die so weit zurückreichen; was einem zustieß, als man etwa ein Jahr alt war, ließe sich dagegen schon weit öfter analytisch nacherinnern. Vor seiner Analyse konnte sich der Verfasser jedenfalls bloß an Ereignisse erinnern, die auf das vierte Lebensjahr zurückgingen.

Der Verfasser brauchte etwa 450 selbstanalytische Stunden, um sich das hier dargestellte Ereignis zurückzurufen. Die ersten rund 180 Stunden brachte er allerdings damit zu, eine Unzahl ziemlich bedeutungsloser Vorfälle durch freie Assoziationen emotional zu entschärfen. Diese Vorfälle lagen alle nicht länger als zehn Jahre zurück. Da der Verfasser damals 33 bis 34 Jahre alt war, konnte er sich auf die eigene Gedächtnistreue verlassen und der unabhängigen Nachprüfung des Vorgefallenen entraten; auch außerhalb der Analyse hätte er sich hin und wieder an diese Vorfälle erinnert. Nach den ersten 180 Stunden aber geriet sein Gedächtnis plötzlich auf eine abschüssige Ebene, die zu der schon beschriebenen Kastrationsdrohung führte, welche so wirklichkeitsnah und erschreckend inszeniert wurde, daß sie verdrängt werden mußte.

Die im fünften und gegenwärtigen Kapitel beschriebenen Erlebnisse können leider nicht unabhängig nachgeprüft werden, da sie auf die erwachsenen Gegenspieler damals begreiflicherweise keinen sonderlichen Eindruck machten. Doch haben die *Erinnerungen* daran den nämlichen Verläßlichkeitsgrad wie die

Erinnerungen an die späteren Ereignisse, die meistenteils tatsächlich durch Außenstehende bestätigt werden können. So kann der Verfasser den sicher zulässigen Erfahrungsschluß ziehen, daß auch die Ereignisse, die sich in den noch früheren, aber ebenso klaren Erinnerungen widerspiegeln, wirklich stattgefunden haben – um so mehr, als diese Ereignisse gar nichts Außergewöhnliches an sich haben. Der Wirklichkeitscharakter dieser Ereignisse läßt sich auch – wichtiger Prüfstein – an dem Mißbehagen ablesen, von dem die Erinnerungen daran begleitet waren, sowie an dem gesteigerten Wohlbefinden, das sich einstellte, sobald dieses Mißbehagen durch ausdauernde freie Einfälle endlich ausgeräumt war.

Es handelt sich um den folgenden Vorfall. Als der Verfasser etwa sechs Monate alt war, lag er eines Abends einmal auf seiner rechten Seite links neben seiner Mutter, an deren Brust er trank. Die Mutter lag in der Bettmitte, der Vater auf der rechten Seite. Das Baby war sehr hungrig, trank begierig und war noch lange nicht satt. Bald entstand zwischen den Eltern ein Geräusch, das der Verfasser später, als er wußte, wie Menschen miteinander reden, unbewußt als Gespräch erkannte. Der Vater stand nun auf, ging um das untere Bettende herum und nahm das Kind von seiner Mutter weg. Das wurde von dem Kind sehr übelgenommen, denn es saugte noch immer und war noch gar nicht satt. Der Vater hob ihn trotzdem auf, trug ihn um das untere Bettende herum und setzte ihn dort auf die Kante neben der rechten Bettecke. Von dort wollte er ihn vielleicht ins Kinderbett weitertragen (wo dieses damals genau stand, daran konnte der Verfasser sich lange nicht erinnern).

Trotz seines Verdrusses hielt das Kind offenbar stille, während der Vater es ums Bett trug (vielleicht konnte er sich nicht recht rühren, weil der Vater ihn fest umschlossen hielt). Als der Vater ihn endlich niedersetzte, dachte er bei sich: »Diesem Klotz werde ich's heimzahlen, daß er mich da von meiner Mutter (meiner Speise) wegträgt. Den werde ich feste treten, vielleicht tut er es dann nicht wieder.«

Das Kindchen war trotz seiner eigenen Winzigkeit und der Riesengröße seines Vaters felsenfest davon überzeugt, daß es seinem Vater tüchtig Angst machen könnte. Dieses Gefühl war grenzenlos und jedenfalls in seinem eigenen Falle so stark, daß der Verfasser sich der Freudschen Lehre, daß jedermann vor seiner allerersten Niederlage von seiner persönlichen Allmacht durchdrungen ist, vorbehaltlos verschrieben hat. In Märchen und Volkssagen – vergleiche die Taten des Hans Dumm – werden ja gerade wie in unseren Tagträumen die Niederlagen und garstigen Buckel, die uns das graue Leben beschert, dauernd fortgewünscht und unsere primitivsten Hirngespinste königlich belohnt.*

Der Verfasser hätte seine Gefühle damals natürlich nicht in *bestimmte* Worte kleiden können – er konnte ja noch gar nicht sprechen und den Sinn von Wörtern erfassen. Es wäre sogar möglich, daß er sich im zarten Alter von sechs Monaten die erwähnten Gedanken überhaupt nicht hätte »machen« können, und daß er sich daher seine Gefühle erst im späteren Alter, als sie halbwegs »denkbar« geworden waren, unbewußt irgendwie zurechtlegte und zuletzt durch freie Einfälle vollends bewußt machen und damit zur sprachlich gestützten Erinnerung ausformen konnte. So aber war es sicher nicht. Der Verfasser ist vielmehr überzeugt, daß die primitiven Wünsche und Gefühle, die er als halbjähriges Kind hatte, sich nur in *die* Worte kleiden konnten, die er heute dafür findet – obwohl er damals noch nicht sprechen konnte. Ein entwicklungspsychologisch bedeutsames Problem. Es fragt sich sonach, ob der Verfasser selbst damals schon die Verstandesreife besaß, um denken oder überlegen zu können, daß der Vater »es

---

* Sind die ursprünglichen Allmachtsgefühle wirklich »primitiv«? Wahrscheinlich. Sind sie das aber vielleicht nur deswegen, weil niemand sich – auch in der Tiefenanalyse nicht – an Erfahrungen oder Gefühle erinnern kann, die *vor* dem Erlebnis seiner Allmacht liegen, welches daher als das menschliche Urerlebnis oder -gefühl *par excellence* gelten muß? »Nährt« sich das Allmachtsgefühl von der Muttermilch, und *saugt* sich das Ich seine frühesten Befriedigungen ein? So muß es wohl sein, denn die Überzeugung von der eigenen Allmacht ist an sich eher ein Unwert, sie bringt den Einzelnen nicht weiter. Um so sonderbarer ist es dann, daß die frühkindliche Allmacht einfach nicht mehr umzubringen ist, sobald sie einmal geweckt beziehungsweise »aufgefüttert« worden ist; denn gegen den bloßen Entzug von Befriedigungen ist sie im Nu immun, und danach kann man sie schlechterdings nur mit Schlägen austreiben. Das Allmachtsgefühl ist demnach tatsächlich primitiv: als Keimboden, wenn nicht Bodensatz des menschlichen Ichs.

vielleicht nicht wieder tun« würde, wenn er ihn tüchtig genug träte. Als seine freien Einfälle beteuerten, daß er damals diese und keine anderen Gedanken hatte, wollte der Verfasser sich und seiner Erinnerung fast keinen Glauben schenken. Als ihm die Tragweite der Frage klar wurde, prüfte er, um seinem Zweifel ja Genüge zu tun, die Sache so gewissenhaft, so kritisch und so oft er konnte – bis auf den heutigen Tag. Das Phänomen hat der Prüfung standgehalten. Wann immer er sich die Erinnerung zurückruft und die Einzelheiten vor und nach dem unglaublichen Gedanken überdenkt und auf mögliche Irrtumsquellen hin überprüft, um innerseelische Wahrnehmungstäuschungen zu vermeiden, kommt er zu dem gleichen Ergebnis: Er *hat* diesen Gedanken gehegt, wenn auch »sprachlos«.*

Man sieht auch, daß der Verfasser als kleines Kind schon *vorausblickend* dachte. Der menschliche Geist scheint also sehr früh Vorsorge walten zu lassen, – viel früher, als man gemeinhin glaubt. Professor Tansley hat dem Verfasser vorgeschlagen, solche Vorsorge als »Voraussichtsinstinkt« aufzufassen; die Vorsorge könnte demnach zu den ererbten, arteigentümlichen Instinkten gehören.

Wie dem auch sein mag: Der Vater hat den Verfasser als Kind von seiner Mutter weggenommen, ums Bett getragen und auf die Bettkante niedergesetzt. Daran gibt es keinen Zweifel, denn der

---

* Das gemahnt an Hilarions Worte in Gilbert und Sullivans Operette *Prinzessin Ida*:

> So dachte ich – so dacht' ich für mich hin,
> Ein winzig' Ding, das noch nicht reden konnt'.

Man macht sich nicht immer klar, daß die Intelligenz, Beobachtungsgabe und Schlußfolgerungsfähigkeit kleiner Kinder von etwa acht Monaten bis zwei Jahren ihre Sprachentwicklung weit überflügeln. Besinnt man sich aber einen Augenblick, so wird man zugeben müssen, daß ihre vorsprachliche Intelligenz sehr hoch entwickelt sein muß. Denn wie könnten sie sonst die Bedeutungen von Wörtern auseinanderhalten, die sie noch nicht selber hervorbringen können? Nach Abfassung dieses Kapitels konnte der Verfasser das an seiner kleinen Nichte beobachten. Dieses Kind konnte im Alter von elfeinhalb Monaten offenbar folgern, daß eine Spirituosenflasche stets dann etwas alarmierend »puff!« machte, wenn der Verfasser sie auf eine gewisse Weise entkorkte – was er nicht regelmäßig tat. Obgleich sie die Entkorkung nur aus einiger Entfernung sehen konnte, schaute sie doch jedesmal gespannt hin. War der Korken etwa halb herausgezogen, so senkte

Verfasser erinnert sich an alles klar und eindeutig (von einer Phantasie unterscheiden sich diese Tatsachen kategorial, wie weiter unten erklärt wird). Ebenso real war, was im nächsten Absatz dargestellt wird.

Als der Vater ihn also auf die gegenüberliegende Seite des Bettes setzte und er (der Verfasser) dann auf dem Rücken lag, trat er mehrmals ungestüm nach dem Vater. Dieser sah sich den Ausbruch einen Augenblick an, erkannte vielleicht, wie feindselig er war, und beschloß, ihm ein Ende zu setzen. Jedenfalls gab er ihm mit der offenen Rechten einen ziemlich derben Klaps links auf den Oberkörper. Es könnte ein freundlicher Klaps gewesen sein, um das Kind zu beruhigen, denn Erwachsene vergessen oft, wie zart die Körper kleiner Kinder im Vergleich zur eigenen Kraft tatsächlich sind. Der kleine Junge war tief enttäuscht: der Vater konnte ihm also wehtun, er dem Vater aber nicht! Es war eine böse, böse Niederlage, für seine Allmachtsgefühle so niederschmetternd wie keine zuvor. Die Überraschung und Enttäuschung verschlugen dem Kind das Weinen. Der Vorfall war im Nu völlig verdrängt, auch die Gefühle, die damit einhergingen. Erst die Psychoanalyse konnte alles wieder aus der Verdrängung baggern.

Im Leben des Verfassers war dies offenbar die erste schmerzliche Niederlage. Auf ihre Verdrängung ließen sich mancherlei

sie jedesmal den Kopf, bedeckte Gesicht und Augen mit den Händen und gebärdete sich unruhig, bis der Korken schließlich knallte, wonach sie sich sogleich wieder beruhigte. Anderseits konnte sie damals erst »Pap-pa«, »Mam-mam« und »Da-da« sagen oder babbeln. Wurde die Entkorkungsprozedur dagegen mit einer Flasche vorgenommen, die Tomatensoße enthielt, so reagierte sie ganz anders. Diesem Kind waren hin und wieder kleine Mengen Honig gegeben worden, und schon mit fünfeinhalb Monaten konnte sie das Honigglas von ähnlichen Behältern auf dem Tisch unterscheiden. Sobald jemand das Glas aufhob, fing sie zu plärren an und zeigte unmißverständlich, daß sie etwas Honig haben wollte. Hob man ein anderes, ähnlich aussehendes Gefäß auf, so verhielt sie sich gleichgültig. Wenn ganz kleine Kinder nicht schlafen, dann sind sie wahrscheinlich schon bald nach der Geburt voll bewußtseinsfähig. Wahrscheinlich sind auch einige der Reflexe sowie andere, unwillkürlich anmutende Reaktionen, die man an ihnen beobachten kann, überhaupt nicht »unbewußt«, wie früher fälschlich angenommen wurde. Die Erinnerungslücke, in der diese früheste Lebensperiode später versinkt, beruht wahrscheinlich bereits auf Verdrängungen.

spätere psychoneurotische Störungen, eine nach der anderen, analytisch zurückführen; und eine nach der anderen verschwanden sie auch im Gange der Analyse. Es wäre zu mühselig, hier alle Folgeerscheinungen der Traumatisierung aufzuzählen, deren sich der Verfasser vor und während der Analyse völlig bewußt war und die gleich nach der Wiederaufdeckung des Traumas verschwanden. Er hatte sich schon oft gefragt, wie diese Folgeerscheinungen wohl zu erklären seien, aber begreiflich wurden sie erst im Lichte dieser frühkindlichen Erfahrung, die auch viele seiner kindlichen Phantasien erklärte – etwa die Vorstellung, auf dem Rücken liegend nach einem Mann (wen wollte man da wohl treffen?!) hinaufzutreten. Was hier dargestellt wird, ist jedoch keine Phantasie. Den kritischen Unterschied kennt freilich nur, wer viele verschiedenartige Phantasien analytisch (wieder-)erlebt und gegen Tausende von echten Erinnerungen selbstprüfend abgewogen hat. Wenn der Verfasser sich an ein wirkliches Ereignis wiedererinnert, dann treten die Einzelheiten stets viel schärfer und plastischer hervor als in den vielen Phantasien, die er sich zurückgerufen hat. In den Phantasien fehlen gewöhnlich die Einzelheiten; fehlen sie nicht, so sind sie doch verwaschen oder unbestimmt und vom Subjekt angekränkelt, während den Erinnerungen an wirkliche Vorfälle die Lebensfrische der außerpersönlichen Wirklichkeit eignet.

Wenn man Phantasien mit wissenschaftlichem Abstand betrachtet, lösen sich die scheinbaren Einzelheiten vor dem prüfenden Blick immer wieder in blauen Dunst auf. Beginnt man sich dagegen an wirkliche Ereignisse zu erinnern, dann tauchen die Einzelheiten gewöhnlich ganz plötzlich greifbar deutlich auf; ihre wissenschaftliche Bearbeitung beschränkt sich dann einfach darauf, diese Einzelheiten mitsamt den subjektiven Reaktionen aufzuzeichnen. Von der Erinnerung an ein wirkliches Erlebnis ist man daher tief betroffen; die Erinnerung an eine Phantasie nimmt man nicht so schwer. Von den üblen Nachwirkungen eines wirklichen Traumas erholt man sich auch nicht so leicht und schnell wie von den scheinbar schlimmen Folgen einer Phantasie; denn wer traumatisiert worden ist, muß sich mit der Erinnerung an harte und unabänderliche Lebenswirklichkeiten auseinandersetzen.

Phantasien dagegen ranken sich bloß entstellend um frühere Geschehnisse, die sie entweder furchtsam oder wunsch- und wahnbefangen ungeschehen machen wollen; werden sie analytisch bearbeitet, so entpuppen sie sich zusehends als Schimären. Von Wirklichkeitserinnerungen gilt das nicht; diese werden immer unerbittlicher.

Schließlich sah der Verfasser alles so klar vor Augen, als wäre es gestern geschehen. Unlusterlebnisse prägen sich seelisch am tiefsten ein, obgleich sie verdrängt und scheinbar vergessen werden. Solche Verdrängungen sind zweifellos für die erstaunlich große Gedächtnislücke verantwortlich, die von Freud entdeckt und als kindliche Amnesie aufgefaßt wurde. Diese gähnende Gedächtnislücke ist um so denkwürdiger, als viele kleine Kinder erfahrungsgemäß und nachweisbar hochintelligent sind. Wie kommt es also bloß, daß man wichtige und böse Erfahrungen vergißt, die man machte, als man »schon« sechs Monate alt war? Durch eben diese tautologische Rätselfrage wird das Vergessen nur desto erklärungsbedürftiger.

Analytisch Unerfahrene begreifen das wahrscheinlich deshalb so schwer, weil frühkindliche Erinnerungen anderer in ihrem Unbewußten an eigene Erfahrungen rühren, die sie als Säuglinge oder Kinder gemacht haben. Sie wenden sich daher von der fremden seelischen Wirklichkeit selbstschonend ab und werden gegen diese dann blind.

Die hier beschriebenen Ereignisse stehen dem Verfasser heute klar vor Augen. Darüber hinaus aber haben sie auch an sich hohen Wahrscheinlichkeitswert, und ihre Nachwirkungen leuchten wohl ohne weiteres ein. Als er einem ärztlichen Freund davon erzählte, erwiderte dieser prompt: »Wie typisch! — Kinder sind unglaubliche Bösewichter, die treten wie der Teufel.« Diese Bestätigung überraschte den Verfasser übrigens, da er mit kleinen Kindern kaum Erfahrungen hat und daher bewußt erwartet hätte, er habe seinen Vater mit den Händen zu schlagen gesucht — wogegen die Erinnerung entschieden, wild und unmißverständlich »Tritt ihn!« sagte. Der Verfasser erinnert sich ferner, daß diese Willenskollision lange — mehrere Monate — vor der endgültigen Abstillung stattfand. Die Mutter sagt, er sei mit neun Monaten abgestillt worden; der Vorfall kann sich irgendwann zwischen dem fünften und siebten Lebensmonat ereignet haben, genau läßt sich das bekanntlich nicht bestimmen. Der Verfasser hat den sechsten Monat als das plausibelste Alter angegeben; er war offenbar geistig frühreif, denn Verwandte behaupten, er habe lange vor der Vollendung des ersten Lebensjahres reden können.

Es ist wirklich denkwürdig, daß ein winziges Kind sich bereits als Wesen erlebt, das für die eigene Meinung eintritt und einen derart großen körperlichen und seelischen Erfahrungsschatz anhäufen und später mehr oder minder unversehrt ausgraben kann. Seit der Entdeckung des traumatischen Erlebnisses hat der Verfasser noch siebenmal länger selbstanalytisch gearbeitet als vor der Entdeckung. Trotzdem hat er nichts entdeckt, was etwa dem Trauma voraufgegangen wäre. Statt dessen fielen ihm weitere Einzelheiten ein, zum Beispiel der genaue Standort des Kinderbetts. Er weiß zwar nicht mehr, ob der Vater ihn dort hinlegte, erinnert sich indessen deutlich, wie er kurz nach dem ungleichen Kampf dort lag. Was uns nicht »interessiert«, das verliert sich zweifellos aus unserem Gedächtnis. Untersuchungen haben ergeben, daß alle gesunden Kinder am Essen interessiert sind, obgleich sie darüber manchmal nicht reden dürfen, weil das für »happig« gehalten wird. Gleichwohl haben Kinder (auch in dieser Beziehung) einen viel gesünderen Wirklichkeitssinn, als viele Erwachsene meinen.

Viele Leser werden es kaum glauben, daß die Trennung von der Muttermilch den Verfasser derart in Rage brachte. Aber Menschen und Tiere ärgern sich gleichermaßen, wenn man ihnen das Futter wegschnappt. So kaufte sich der Verfasser vor Jahren einmal einen jungen, schwarzen Cockerspaniel, »Sally« genannt. Bald danach schritt er in einem bestimmten Zimmer nichtsahnend an einem Tisch vorbei. Er dachte gerade über weiß der Himmel was nach, am allerwenigsten jedoch über die Psychologie von Mensch und Tier — da aber jappte und schnappte und knurrte es plötzlich in allen Hundetonlagen unter dem Tisch hervor, wild, wütend, böse. Diese Hundesprache war so zorn- und krafterfüllt, daß dem Verfasser sofort der eigene Zorn des Gerechten von damals einfiel, als er der Mutterbrust entrissen wurde. Der Fall wurde nun untersucht. Sally hatte einen großen Knochen unter dem Tisch, an dem sie voller Hingebung nagte und den sie sich offenbar einverleiben wollte, ehe er weggeschnappt würde. Dieser Kostbarkeit war der Verfasser offensichtlich zu nahe getreten. Die Möglichkeit, ihre Nahrung zu verlieren, brachte sie auf. Ihre Wut war so elementar wie damals die seine, und so hatte er nicht den geringsten Zweifel, daß sie genau das fühlte, was er gefühlt hatte, als der Vater seine Mahlzeit unterbrach. Sally war seinerzeit erst 20 Zentimeter lang und drei Monate alt, aber schon gewitzt genug, um kalkulieren zu können, daß sie ihre Kostbarkeit, deren Verlust sie befürchtete, vielleicht retten könnte, wenn sie ihre Fraßkonkurrenten beizeiten wild und wirksam warnte, so daß sie sich von ihrem Schatz fernhielten.

Der Eindruck, den der Verfasser von Sallys Intelligenz im entwöhnten Welpen- und Erwachsenenalter empfing, bestärkt seinen Glauben, daß sie nicht nur fühlte wie er, sondern auch dachte wie er. In beiden Fällen wurde vorausblickend und vorsorglich gedacht, und solche »Vor-Sicht« scheint ein ererbter Instinkt zu sein. Nun denn: Wer gemein redet, der handelt schließlich auch entsprechend – hundsgemein. Als später also eine gewisse Dame zu nahe an einen anderen Knochen herantrat, heftete Sally sich mit einem Satz an ihre Ferse und biß zu, bis Blut strömte. Das muß sehr geschmerzt haben, denn Cockerspaniels haben messerscharfe Milchzähne. Andere Leute haben dem Verfasser gesagt, auch andere junge Hunde benähmen sich ähnlich übel, ehe sie »abgerichtet« sind.

Natürlich kann der Verfasser den Einwand nicht entkräften, daß man vom Denken eines Menschen (selbst eines kleinen Kindes) nicht direkt auf das Denken junger Hunde schließen kann. Ihm selber erscheint die Ähnlichkeit zwischen menschlichem und tierischem Zorn (und entsprechendem Handeln) schlüssig. In der Psychologie hat ihn kaum etwas so fasziniert wie die Übereinstimmung von eigenem frühkindlichen Verhalten und den Reaktionen eines Cockerspaniels. Kein tief analysierter Mensch kann das mechanistisch ichsüchtige Denken der Behavioristen teilen: »Tiere denken nicht, weil sie ja Gewohnheitstiere sind.« Über die Liebe eines Mannes zu seinem Hunde braucht man sich daher nicht zu wundern; ihre Grundantriebe gleichen einander wenigstens in beider Kindheit, wenn diese auch im Erwachsenenalter unbewußter werden.

Man erwarte demnach vom Verfasser auch kein Wohlwollen für die Ansicht, daß sprachunfähige Geschöpfe notwendigerweise auch denkunfähig seien, erinnert er sich doch daran, wie geistesstark und -gegenwärtig er schon war, als er noch lange nicht sprechen konnte. Sprechen lernen kann das Kind aber offenbar nur deswegen, weil es vor dem Spracherwerb schon intelligent war und intelligent dachte.

Der Verfasser ist Professor Tansley für die Idee des »Voraussichtsinstinkts« dankbar; sie erklärt die Tatsache, daß er sich als ganz kleines Kerlchen schon Gedanken machte, recht plausibel. Nichtsdestoweniger glaubt er nach mehrmonatigem Nachdenken doch nicht mehr, daß Voraussicht rein »instinktiv« geübt wird, wenngleich die Voraussichtsfähigkeit zum ererbten Instinktbestand gehört und der menschliche Geist viel früher vorausblikkend und vorsorglich denkt, als man gemeinhin annimmt.

Der Verfasser ist Anhänger der sensualistischen Theorie des Wissenserwerbs. Nach dieser Theorie erwirbt der Geist alles Wissen durch die Sinnesorgane – die Augen, die Ohren, die Nervenenden in den Fingerspitzen, die Geschmacksknospen auf dem Zungenrücken und so weiter. Wahrscheinlich hatten er und Sally schon früher unangenehme Erfahrungen mit Artgenossen gemacht, wonach sie sich von ihrer Nahrung trennen mußten. Der Verfasser erinnert sich daran zwar nicht, nimmt aber an, daß er daraus schloß: »Was vorher geschah, wird wieder geschehen« und schließlich Vorkehrungen dagegen traf. So gesehen entstünde die Voraussicht aus der instinktiven und ererbten Fähigkeit höherer Wirbeltiere, Erfahrungsschlüsse zu ziehen, wäre aber selber kein Instinkt.

Der Kontrast zwischen Sallys giftigem Ton und Benehmen und ihrer Winzigkeit erheiterte jeden, der das mit ansah, so sehr, daß sie eine Weile in ihrem Betragen bestärkt wurde. Vielleicht erhob ihre Winzigkeit das rabiate Betragen zur biologischen Notwendigkeit; noch wahrscheinlicher ist, daß ein ererbtes Allmachtsgefühl sie dazu antrieb, denn das primitive Allmachtsgefühl könnte eine Waffe im Überlebenskampf sein. Den Verfasser begann diese Frage erst besonders zu interessieren, als er die Dynamik der menschlichen Seele am Ende dieses Kapitels auf die Seele des Tieres ausdehnte.

Aber Zorn ist Zorn; und ob es den Verfasser erzürnte, daß man ihn von seiner Speise entfernte, oder ob Sally aus Vor-Sorge um ihren Knochen knurrte, das macht »zornpsychologisch« nicht den mindesten Unterschied.

7 Über die seelischen Narben, die Schläge bei Kindern hinterlassen

Die psychologische Entdeckung, daß auch leichte, vom kleinen Kind jedoch unfehlbar als schwer erlebte Schläge und Klapse ohne Psychoanalyse das ganze Leben hindurch seelisch belastend nachwirken, kann der Verfasser vielleicht für sich beanspruchen. Jedenfalls ist es eine wichtige Entdeckung, die von anderen Forschern gewiß bald bestätigt wird.

Viele Forscher müssen dicht vor dieser Entdeckung gestanden haben.* Und doch hat der Verfasser, soviel er sich erinnert, im psychoanalytischen Schrifttum keine Darstellungen des Problems gefunden, obgleich er die meisten, besonders die wichtigsten Bücher, gut kennt. Selbst Freud begnügt sich seines Wissens mit allgemeinen Feststellungen. So gebe das Kind seine ursprünglichen Wunschregungen auf, weil sie im Lichte späterer Entwicklung verpönt erscheinen. Ferenczi schrieb (*Entwicklungsstufen des Wirklichkeitssinnes*): »Die ausgestreckte Hand muß oft leer zurückgezogen werden, der ersehnte Gegenstand folgt der magischen Geste nicht. Ja, eine unbezwingliche feindliche Macht mag sich dieser Geste mit Gewalt entgegensetzen und die Hand zwingen, ihre frühere Lage einzunehmen.«

Ferenczi sprach aber bloß von einer feindlichen Macht, welche die Hand lediglich zwang, ihre frühere Lage wieder einzunehmen. Er erwähnt aber nicht die Schläge und Klapse auf die Hände; Schläge, deren Schockwellen sich in die schwachen, unausgewachsenen Arme hinein fortpflanzen und dort große Schmerzen verursachen, die seelisch niemals überwunden werden. Die ursprünglichen Wünsche und Regungen, auf deren Erfüllung das

---

* Dieses Kapitel erschien ursprünglich im Jahre 1927 im Oktoberheft der *Psychoanalytic Review*, während die Entdeckung auf das Jahr 1924 zurückgeht.

Ausstrecken der Hände angelegt war, werden kraft dieser Schmerzen ins Unbewußte verdrängt, und vor dem »Ausstrekken« und anderen Gesten der Sehnsucht hütet das Kind sich fortan. Eben das wollen die Schläge und Klapse natürlich erreichen. Der bloße Gedanke an die ursprünglichen Wünsche, denen das »Ausstrecken« galt, wird dem Kind nun verpönt, und die dauernde unbewußte Erinnerung an den Schmerz, die von den Schlägen übriggeblieben ist, unterbindet jedes weitere Streben nach Wunscherfüllung.

Der Wunsch, die Erinnerung an diesen Schmerz verdrängt zu halten, ist offenbar der eigentliche Vater des Freudschen »Zensors«, besonders in Fragen der Schicklichkeit. Das lehrt die Beobachtung, nicht die Theorie. Man will nun um keinen Preis mehr Wünsche und Befriedigungsvorstellungen hegen, deren vormals versuchte Erfüllung körperliche Züchtigungen nach sich zog und für deren erneute Durchsetzungsversuche man — so warnt das Unbewußte — wieder Schläge bekäme, sollte man auf seinen Anspruch pochen. Hinter dieser Furcht stecken hauptsächlich bewußte und unbewußte Erinnerungen an empfangene Strafen, und der Zensor übernimmt das Mandat dieser Furcht. Die Forschungen des Verfassers ergaben allerdings, daß die frühesten Wünsche »im Lichte späterer Entwicklung« nicht ganz so automatisch verpönt werden, wie in fast allen psychoanalytischen Schriften behauptet wird. Es leuchtet zum Beispiel ohne weiteres ein, daß die seelischen Nachwirkungen von Schlägen und Klapsen der Entstehung des Ödipuskomplexes eher im Wege stehen. Wer sich an seine kindlichen Neigungen und Reaktionen erinnert, sieht leicht ein, daß es nur natürlich ist, wenn das Kind ohne Unterlaß versucht, die Wünsche durchzusetzen, die später den vollen Komplex ausmachen — bis empfindliche Körperstrafen dieser Lust ein schlimmes Ende bereiten, wonach die Wünsche mitsamt der Erinnerung an die schmerzhafte Züchtigung verdrängt werden. Das gilt aber nur für den Fall, daß ödipale Wünsche überhaupt bewußt werden und das Kind sie zu erfüllen trachtet. In vielen Fällen (auch dem des Verfassers) sind ödipale Wünsche schon im Keime erstickt worden; deren Erfüllung mag sich das Kind deshalb gänzlich versagt haben, weil der »Zensor«

sich die unbewußte Erinnerung an die Strafen für die versuchte Erfüllung noch früherer, ähnlicher Wünsche zu Herzen nahm.

Eltern und andere Pflegepersonen, die es nicht vertragen, wenn das Kind primitive Triebwünsche auszuleben sucht, ergreifen gewöhnlich irgendwelche Besserungsmaßnahmen. Diese erscheinen vom Standpunkt des Erwachsenen, der das Baby »zivilisieren« möchte, einigermaßen begreiflich. Vom Standpunkt des Kindes, sprich: des Erwachsenen, der bis in die Tiefe der Kindheitstage hinab analysiert wird, nimmt sich die »Besserung« ganz anders aus. Hier wird sie zum Gegenstand mühseliger und ausdauernder Forschung, die ständig gegen den wachsamen Zensor ankämpfen und unter den massiven Verdrängungen aufräumen muß, die von den schrecklichen Schmerzen herrühren, mit denen das Kind seine »Besserung« hat bezahlen müssen. Die Enttäuschung über die Wunschversagungen leistet den Verdrängungen gewissermaßen zusätzlich Nachschub.

Um das Kind für seine Verfehlungen zu bestrafen oder es Gehorsam zu lehren, braucht man es nicht zu schlagen. Statt dessen kann man es zum Beispiel ins Bett schicken oder im Zimmer oder einem Schrank einsperren.* Solche leiblichen Zwänge und Beschränkungen erlebt das Kind zweifellos als Maßregelung eines übermächtigen Feindes; sie haben aber, wie der Verfasser aus seiner analytischen Erfahrung weiß, dennoch nicht die verheerenden seelischen Folgen wie der Schmerz nach Schlägen und Klapsen in allerfrühester Kindheit. Das Kind wird doch gewöhnlich erst nach dem dritten Lebensjahr mit körperlichen Zwangsmaßnahmen zum Gehorsam erzogen und nicht schon im Wiegenalter; Schläge und Klapse dagegen sollen das Kind bereits im sechsten Lebensmonat »bessern«. Das dreijährige oder ältere Kind nimmt hauptsächlich den vorübergehenden Verlust seiner Bewegungsfreiheit übel; kann es sich wieder tummeln, ist der Groll auch schon verraucht. Sicher wird auch sein Allmachtsgefühl nicht verletzt, denn nach dem dritten Lebensjahr ist dieser kindliche Wahn ohnehin längst zerstört oder wenigstens weitgehend

* Daraus entsteht später manchmal eine krankhafte Angst vor geschlossenen Räumen (Klaustrophobie oder Raumangst).

zerstoben. Ein ganz kleines Kind glaubt hingegen meistens noch an seine Allmacht; daher die vernichtende und unverlöschliche Wirkung des Klapses oder Schlages. Die Schläge, die das kleine, von seiner Allmacht noch überzeugte Kind empfängt, und insonderheit der körperliche Schmerz, der den primitiven Wünschen und Antrieben den Garaus macht: sie verursachen die grundlegenden kindlichen Verdrängungen, wie der Verfasser weiß.

Für die erzieherische Praxis kommt es hier hauptsächlich auf die Nachwirkungen von Körperstrafen an, die Kinder im Säuglings- und Babyalter erleiden, also bevor sie zwei Jahre alt sind. Die Zeit bis zum sechsten oder siebten Jahr könnte die »Periode der frühen Kindheit« genannt werden. Nach dem Säuglings- und Babyalter reagieren Kinder anders auf Körperzüchtigungen als früher, allerdings sind Reaktionen, wie sie ein Säugling zeigt, dann immer noch möglich. Ein jüngeres Kind, dessen primitives Allmachtsgefühl noch ziemlich rege ist, sträubt sich gegen das Einsperren im Zimmer oder Bett weit unkontrollierbarer als ein reiferes Kind; es fügt sich nur (und rennt nicht davon), wenn man es durch Körperstrafen zum Gehorsam zwingt. Wenn alle Geduldsstricke reißen, verschafft sich der Erzieher durch eine nicht immer versehentliche, schmerzhafte Verdrehung des kindlichen Armes den erwünschten Gehorsam. Der Erwachsene, der das Kind durch körperliche Peinigung »zur Räson bringt«, merkt in der Hitze des Erziehungsgefechts oft nicht, daß dieses Kind die Züchtigung *seelisch* wie ein Baby erlebt.

Wie im fünften Kapitel beschrieben wurde, verspürte der Verfasser die dauernden seelischen Nachwirkungen der Schläge und Klapse, die er als Baby empfing, mit unerwarteter Heftigkeit, sobald die Analyse die alten Wunden wiederaufgerissen hatte. 33 Jahre lang waren der Schmerz und die Furcht des Kindes verdrängt gewesen, und dennoch hatten sie sein bewußtes Verhalten ebenso lange entscheidend und mannigfach bestimmt. Von seiner frühkindlichen Bestrafung an fürchtete er sich unbewußt vor jedem weiteren Kontakt mit dem weiblichen Körper: das war eine der Folgen.

Als der Verfasser sich zum ersten Male an diese Bestrafung erinnerte, war er von den ernsten und weitreichenden Nachwirkungen auf das eigene Leben tief betroffen. Seine Entdeckung schien ihm bedeutend. Er hatte nicht geahnt, daß Körperstrafen im Babyalter die Grundtriebe und -leidenschaften des Traumatisierten dermaßen ans Unbewußte ketten — verdrängen — könnten, daß allein daraus oft psychoneurotische Störungen im Erwachsenenalter hervorgehen (während dem Kind ohne solche Traumatisierung Gesundheit und Glück gewinkt hätten). Und so wurde ihm rasch klar, daß ein Buch über dieses Entwicklungsschicksal die Zeit und Mühe wert wäre, die zu schreiben es erfordern würde.

Seitdem sind weitere 23 Jahre vergangen. Der Verfasser hat reichlich Zeit gehabt, das Problem von allen Seiten kritisch zu überdenken, und er beurteilt es genau so wie früher.

Er hielte es für unvernünftig, selbstbefangen und unhaltbar, das eigene Entwicklungsschicksal als einzigartig zu betrachten. Heute ist er vielmehr überzeugt, daß es Tausenden von Mitmenschen ähnlich ergangen ist, und daß Abertausenden aus gleichen Gründen das gleiche Mißgeschick widerfahren wird, wenn die Gefahr nicht zeitig erkannt und vermieden wird.

Ohne Analyse wird der Psychoneurotiker bewußt nie erkennen, wo die Wurzeln seines Leidens liegen und wie tief sie reichen. Ein Tatsachenbericht über die Verursachung eines ähnlichen seelischen Elends dagegen könnte dem nachdenklichen Erwachsenen durchaus zu einer plötzlichen Erleuchtung verhelfen.

Viele Träume erfüllen Wünsche. Man hat solche Träume aber nur, weil man sich die Wunscherfüllungen, welche der Traum vorgaukelt, im Wachleben versagen mußte. Nie darf man vergessen, daß Kinder aus Angst vor ihren Eltern vor der Erfüllung vieler ihrer Wünsche zurückschrecken. Diese verdrängten Kinderwünsche leben in den Wünschen und Träumen des Erwachsenen unstillbar weiter.

Wenn der Verfasser das innere Unglück beschwört, das aus Schlägen im Kindesalter entsteht, so will er damit die Bedeutung des weitverbreiteten, wenn nicht universalen Genitalabtrennungskomplexes nicht verringern; wer eine Analyse hinter sich hat, nimmt diesen Komplex nicht auf die leichte Schulter. Dieser Komplex ist quasi der Auswuchs von »Abschneide«-Drohungen:

Wer nicht hören will (und seine Geschlechtsteile weiterhin streichelt und vorzeigt), der muß fühlen! Der Komplex, den Schläge hinterlassen, kommt dagegen von einer körperlichen Gewebe- und Knochenerschütterung. Warum geht einem dann auch der Genitalabtrennungskomplex lebenslänglich durch Mark und Bein? Weil das Kind *weiß*, daß die Großen die *Macht* haben, ihre »Abschneide«-Drohung wahrzumachen und es leicht tun könnten. Dieses Wissen macht den Genitalabtrennungskomplex seelisch so folgenschwer und sorgt für seine gründliche Verdrängung; analytisch Unerfahrene können das nicht ermessen. Wäre das Kind *nicht* überzeugt davon, daß der Erwachsene die Macht hat, seine Drohung wahrzumachen, oder wüßte es umgekehrt, daß die Erwachsenen diese Macht *nicht* haben, dann wäre die Drohung wirkungslos, und es gäbe keinen Genitalabtrennungskomplex.

Wie lernt das Kind nun die Macht der Erwachsenen kennen, ihre Kastrationsdrohungen wahrzumachen? Eine Frage, die sich selbst beantwortet, mag mancher denken. Kann denn nicht jedermann mit eigenen Augen sehen, daß ein starker Großer die Drohung, die er ausstößt, an einem schwachen Kind auch wahrmachen kann? Aber dieses Argument hat bloß den Anschein für sich und verfehlt den Kern der Frage. Die Forschungen des Verfassers ergeben jedenfalls die Richtigkeit von Freuds Befund: das Wickelkind glaubt an die eigene Allmacht. Wenigstens erinnert der Verfasser sich ganz genau, mit sechs Monaten von diesem Glauben durchdrungen gewesen zu sein (siehe sechstes Kapitel). Wie wird dieser primitive Glaube zerstört oder erschüttert? Im Falle des Verfassers durch die seelischen Nachwirkungen, die der Klaps des Vaters hatte. Dieser Klaps tat dem Baby sehr weh und vernichtete das Gefühl der Allmacht deswegen so unwiederbringlich, weil das Baby gerade seinen Hunger stillen wollte. Sicher war das Baby auch vorher schon enttäuscht worden – von der Mutterbrust zum Beispiel –, aber diese Enttäuschungen konnten das primitive Allmachtsgefühl nicht umbringen. Das konnte offenbar nur ein derber Schlag oder Klaps erreichen.

Diese Vertreibung aus dem Paradies der unbeschränkten Machtfülle war so eindrucksvoll, daß der Verfasser die nachfolgende Urenttäuschung für universal halten muß. Andere Menschen müssen als Kinder ähnlich empfunden haben; *diesem* Paradies trauern wir unstreitig alle nach.

Muß es aber eine feindliche Macht sein, die das primitive Allmachtsgefühl zerstört? Können nicht die vielen »Tücken des Objekts«, die dem Kind dauernd seine Hilflosigkeit vor Augen führen, diese Zerstörung bewirken? Das Kind kann zum Beispiel nicht zu einem begehrten Gegenstand hinaufreichen – wie ist ihm da zumute? Es kann ein solides Spielzeug einfach nicht zerbrechen oder kaputtschlagen – o weh! Wankt nun der Thron, stürzt er zusammen? Mitnichten. Solche Enttäuschungen greifen den Kern der kindlichen Persönlichkeit nicht an, und das Kind denkt sich vielleicht: »Na wenn schon! Jetzt kann ich das noch nicht, was macht das schon, ich werde ja jeden Tag schlauer, größer, stärker, und hätte ich nur den Dreh schon heraus, dann könnte ich das ganz bestimmt leicht machen. Ich lasse das jetzt erst mal sein.«

Schläge und Schmerzen, die *Menschen* dem Kind zufügen, haben eine ganz andere Wirkung. Hier ringt das Kind nicht mit der »Tücke des Objekts«, hier tritt ihm vielmehr die willentliche Gewaltsamkeit der Welt in den Weg, die ihm beibringt, daß er Rache zwar brüten, aber nicht üben kann. Die schlagende Hand des Erwachsenen ist eben kein Spielzeug, mit dem man aufs Bett hauen kann, an ihr endet die kindliche Allmacht. Und die verdrängten Erinnerungen an die früheren Niederlagen und ihre körperlichen und seelischen Schmerzen überzeugen das Kind, daß die Erwachsenen *mächtig* genug sind, ihre späteren Kastrationsdrohungen wahrzumachen. Die früheren schmerzhaften Schläge und Klapse haben dem Kind einen Vorgeschmack von der potentiellen Gewalttätigkeit seiner Erzieher gegeben; es kann sich nun ausmalen, wie weh die angedrohte Kastration tun würde – von der Furcht, das Glied zu verlieren, ganz zu schweigen.

Die seelischen Nachwirkungen von Schlägen, Klapsen und »unsanften Stößen« sind also die Vorläufer des Genitalabtrennungskomplexes. Ohne sie wäre der Komplex undenkbar, ohne sie würde das Kind weiterhin an seine Allmacht glauben und die Macht der Erzieher kaum anerkennen, die Kastrationsdrohung auch wahrzumachen. In dem Maße wie das Kind vor der Kastrationsdrohung »rauh angefaßt« wurde, in dem Maße etwa wird es sich vor der Abtrennung seines Penis fürchten und seelisch geschädigt werden; und in dem Maße wird der resultierende Komplex den Erwachsenen tyrannisieren.

Freud hatte zwei Entwicklungsfaktoren postuliert, den frühkindlichen Allmachtsglauben und den Kastrationskomplex. Hier sind die zwei Faktoren genetisch miteinander verknüpft worden. Man sieht nun: In dem Maße wie die Allmacht gebrochen wird, in dem Maße schlägt sie in ihr Gegenteil um, nämlich in das Gefühl seelischer Machtlosigkeit.

Wenn Erwachsene die Geduld verlieren (was so oft geschieht), wirken sich Schläge natürlich noch viel fürchterlicher aus; sie prügeln ihre Kinder dann unnötig hart. Der Verfasser hat neulich einer Szene beigewohnt, die jedermann wohlvertraut ist: Ein kleines Mädchen von etwa drei Jahren war gestolpert und halb hingefallen, weil die Mutter sie hastig hinter sich her gezerrt hatte. Mutter: »Mach das noch mal, und ich hau dich de Kopp ab, du blödes Luder!«

Es ist nicht so sehr der Schmerz der Schläge, welcher dem Erwachsenen später schadet. Vielmehr schlägt der frühe Schmerz der Persönlichkeit Wunden, die seelisch entstellend und blockierend wirken. Solche Sperrungen erzeugen eine unbewußte Furcht, später so zu handeln, wie die ursprüngliche Instinktausrüstung geboten hätte. Der Schmerz, welcher von frühkindlichen Bestrafungen nachklingt, erzeugt die Psychoneurose recht eigentlich und verzerrt so die Persönlichkeit. Die frühen Verdrängungsschäden und Entwicklungsstörungen, die sich nunmehr als Hemmungen verkleiden – man unterdrückt jetzt zum Beispiel das alte Allmachtsgefühl mit aller Gewalt –, haben sich mittlerweile katastrophal summiert und schaden dem Erwachsenen allenthalben. Die heillose Verschmelzung von leiblichem und seelischem Schmerz macht die Verdrängungen so unaufhebbar wie unbewußt subversiv, und dieses quasi versunkene Schmerzamalgam vergällt dem Neurotiker nun das Leben und lähmt seinen Unternehmungsgeist. Objektiv betrachtet sind die Verletzungen des Kindes gewöhnlich gering und vorübergehend. Doch empfindet das Baby sie stärker, als der Erwachsene ahnt, dem das Kräfteverhältnis zwischen ihm und dem zarten Kind notorisch undeutlich ist. Die psychische Verwundung hingegen hält an und ist viel komplizierter als die ursprüngliche Körperverletzung und der Schmerz, der sie begleitete.

Am Anfang war also der leibliche Schmerz, den das Baby empfand. An der Stärke dieses Schmerzes ermißt sich der Druck, unter den die Verdrängung kindlicher Triebwünsche gerät. Dem folgen die Einwirkungen auf die kindliche Seele; diese Einwirkungen münden in die Psychopathologie ein. Die unbewußte Erinnerung an den leiblichen Schmerz hält also den einen oder anderen wichtigen Triebwunsch verdrängt, dessen Erfüllung für das Kind Überlebenswert hatte und auch für den Erwachsenen noch hat.

Gewiß macht der Grimm des Erwachsenen die Wirkung der Strafe nachdrücklicher, da sie die Furcht vor erneuter Bestrafung vermehrt. Doch hat der Verfasser festgestellt, daß ein lächelnd zugefügter Schmerz keineswegs wirkungsloser ist.

Man könnte meinen, daß die Mutter die schlimmen Folgen früherer Bestrafung durch spätere Freundlichkeit wieder aufhöbe, gleichgültig ob sie den Schaden gestiftet hatte oder jemand anders. Das stimmt aber offenbar nicht. War der Schmerz fühlbar genug (gewöhnlich ist er es), so wurde er gewissermaßen von selbst ins kindliche Unbewußte verdrängt, jedenfalls partiell. Post factum kann keine »Güte« das Verdrängte mehr erreichen oder aufheben; wahrscheinlich kann das nur eine Psychoanalyse. Wie sich der Verfasser deutlich erinnert, wollte auch seine Kusine (und danach die Schneiderin) den Schaden, den ihre Kastrationsdrohungen angerichtet hatten, vor der Rückkehr der Eltern durch Güte wiedergutmachen oder wenigstens vertuschen. Sie erreichten damit aber nichts. Ihre nachträgliche »Güte« sorgte lediglich dafür, daß die Drohung nur um so gründlicher verdrängt wurde.

Der inzwischen verstorbene Dr. M. D. Eder dachte, die Entdekkung der nachhaltigen Wirkung früher Körperstrafen trage zum psychoanalytischen Wissen entscheidend bei; er setzte allerdings hinzu, daß der »dauernde Druck«, unter den übermächtige Erwachsene das Kind durch ihre Allgegenwart fortwährend setzen, ebenso schlimme Folgen habe. Dem muß der Verfasser aus den oben dargelegten Gründen widersprechen.

Ein wissenschaftlich angesehener Freund zweifelte an der praktischen Bedeutung dieses Kapitels und meinte: »Wahrscheinlich kann man kleine Kinder ohne Klapse und Schläge überhaupt nicht zu zivilisierten Menschen erziehen.« Hier geht es indessen nicht um praktische Probleme welcher Art auch immer; es geht um die wissenschaftliche Wahrheit, deren Bedeutung der genannte Freund mittelbar bestätigte. Wenn Klapse oder andere körperliche Züchtigungen nötig sind, um das Baby zu zivilisieren, so folgt, daß diese Klapse irgendwelche bleibenden Spuren hinterlassen müssen.

Wahrscheinlich ist es wahr, daß man Babys ohne Klapse unmöglich erziehen kann. Aber um das spätere seelische Glück des Kindes zu sichern, müssen diese Klapse stets so leicht wie möglich sein. Auch muß man immer berücksichtigen, wie zart das kleine Kind im Vergleich zu seinem Erzieher ist. Diese Rücksicht ist von praktischer Bedeutung: Man muß sich vorsehen, Babys und kleine Kinder nicht der Obhut unzuverlässiger Personen zu überlassen, denen die natürliche elterliche Fürsorglichkeit mangelt. Die Eltern sollten die Schonungsbedürftigkeit ihrer Kinder beherzigen; sie müssen Geduld üben, wie schwer es manchmal auch fällt, und ihre Kinder nie zu hart schlagen.

Ein berühmter Biologe und Freund, der ein Stück Analyse hinter sich hat und das psychoanalytische Schrifttum sehr gut kennt, sagte zum Verfasser: »Du überschätzt die psychologische Tragweite des Schmerzes, den Klapse und Schläge dem Baby zufügen; eher fördern solche Schläge die Anlagen des Kindes.«

Setzen wir aber einmal den hypothetischen Fall des Kindes, der weiter unten noch erörtert wird. Dieses Kind wäre wahrscheinlich nicht verstummt, wenn der Vater es nicht geschlagen hätte. Es hörte zu reden auf, *weil* der Vater es schlug, und die Schläge »förderten« gewiß nicht »die Anlagen des Kindes«, die vorher ja gediehen waren, nach den Schlägen aber verkümmerten. Der Freund hat also unrecht, seine Ansicht widerstreitet der alltäglichen Beobachtung.

Der Verfasser hat sich dann und wann für Handlungen »schuldig« gefühlt, die Erwachsene als harmlos beurteilen. Die Analyse ergab, daß diese Schuldgefühle von empfangenen oder gefürchteten Strafen für vergleichbare Übertretungen im Kindesalter herrührten, wenn auch seitdem schuldverschärfende Einflüsse und Neigungen hinzugetreten waren.

Es steht noch nicht fest, ob solche Strafen im Kindesalter zur Bildung des erwachsenen »Überichs« und »Ichideals« maßgeblich beitragen. Jedenfalls sind diese Strafen weitverbreitet und hinterlassen einen Riß im Persönlichkeitsgefüge. Der noch ungestrafte Säugling hat also eine sehr primitive, sehr einfache Gemütsverfassung. Wäre sie verwickelt, so müßte man das Überich für angeboren oder vorgebildet halten – eine kaum haltbare Hypothese.

Man liest viel zu oft, daß bestimmte Handlungsimpulse und Triebbefriedigungen deshalb verdrängt würden, weil sie mit den »Kulturidealen« des Einzelnen unvereinbar seien. Aber das Wikkelkind hat ja noch gar keine »Kulturideale«; diese entstehen vielmehr erst aus den geistigen Nachwirkungen der frühen Körperstrafen, die der Verdrängung verfallen. Verdrängt wird auch der spezifische Ausdruck des Triebwunsches. Trieb- und Schmerzverdrängung vereinigen sich so innig, daß jeder spätere Wunsch, dem Trieb dennoch zu gehorchen, unbewußt an den verdrängten Schmerz erinnert, so daß der Trieb versiegt oder verkümmert. Das führt bestenfalls zur Psychoneurose und endet schlimmstenfalls mit psychotischen Depressionen. Die Erzieher sollten also die frühen Triebregungen nicht durch harte Strafen abtöten.

Um traumatisch zu wirken, brauchen die Schläge und Klapse nicht einmal oft erteilt zu werden; sie brauchen das Baby bloß körperlich und seelisch einigermaßen zu schmerzen und gegen den Triebausdruck gerichtet zu sein. So wurde der Verfasser nur zweimal heftig geschlagen – im Alter von etwa sechs und im Alter von elf bis vierzehn Monaten. Das reichte aus, um die Entfaltung gewisser wichtiger Bestrebungen völlig zu hemmen und dem Verfasser diese Neigungen gründlich verhaßt zu machen. Danach genügte die Strafandrohung oder -furcht, um ihn gefügig zu machen. Die Methode, Kinder mit Klapsen zu bessern und ihnen so ihre Unarten abzugewöhnen, ist verbreitet und bequem. Unbequem und nicht sehr verbreitet ist hingegen die Erkenntnis, daß unsere Erzieher ihrerseits durch Schläge erzogen wurden, deren seelische Nachwirkungen in ihr gegenwärtiges Leben hineinragen, weil sie verdrängt sind. Diese Tatsache erscheint dem Verfasser medizinisch und wissenschaftlich hochbedeutsam, da sie die Grundfesten der Erwachsenenseele und damit das gesamte darüber errichtete Kulturgebäude betrifft, von den Psychoneurosen ganz zu schweigen.

Viele Erwachsene wähnen, kleine Kinder ließen sich ohne Prügel nun einmal nicht zivilisieren. Trügt dieser Wahn nicht, dann müssen diese Erwachsenen entweder den Kulturbankrott erklären, weil sie wirklich nie geprügelt worden sind, oder aber nachweisen, daß auch sie zu ihrer Kulturmenschlichkeit hinaufgeprügelt wurden.

Frühe seelische Verwundungen heilen unendlich langsam und kompliziert, wirken sich im weiteren Leben nachteilig auf den Stoffwechsel aus, machen den Körper so anfälliger, als er ohne Traumatisierung geworden wäre, und laufen häufig sogar in bestimmte Krankheiten aus. Beim Verfasser führten die Traumanachwirkungen beispielsweise zu depressiven Zuständen, die den Verdauungsprozeß ungebührlich verlangsamten und auch sonst die Widerstandskraft des Körpers schwächten, und schließlich zu akuter Blinddarmentzündung. Natürlich kann man eine einmal – sei es auch psychogen – entstandene, akute Blinddarmentzündung nicht mehr psychotherapeutisch heilen. Diese muß sofort chirurgisch behandelt werden; die verdrängten seelischen Verursachungsfaktoren können später, falls noch möglich, psychotherapeutisch beseitigt werden. Nachwirkungen werden ärztlich kuriert; »Verursachungen« sind eine – heikle – Frage für sich.

In diesem Zusammenhang ist ein Bericht des Londoner Zoos belangvoll, obgleich er vielleicht von größeren Parasiten handelt: »Wahrscheinlich haben die meisten wilden Tiere Eingeweideschmarotzer, von denen sie bei normaler Gesundheit wenig geschädigt werden. Ändert sich aber ihre Diät oder ihre Umgebung, oder lassen die Tiere den Kopf hängen, dann verschlechtert sich ihre Gesundheit, und die Schmarotzer vermehren sich rasch und gefährlich auf Kosten ihrer Wirte.«

Viele Beobachter schätzen, daß jeder zweite Mensch neurotische Symptome hat. Dieser hohe Anteil mag einige Leute überraschen, er könnte aber bedeutend verringert werden, wenn die

Erwachsenen sich besser in ihre Kinder einfühlten. Manchmal müssen Kinder natürlich bestraft werden; das sollte aber stets behutsam geschehen. Was für ein Baby von robuster Anlage ein Kläpschen ist, wird von einem zarten Kind als harter Schlag empfunden. Im Durchschnitt werden alle Babys hart getroffen, wie sorgfältig der Erwachsene seine Schläge und deren beabsichtigten Schmerz auch nach seinen Erziehungsabsichten zu bemessen versucht. Die endgültige Reaktion des Babys hängt also nicht eigentlich von seiner anfänglichen Disposition ab. Im Gegenteil, die endgültige Disposition hängt weitgehend von den summierten Reaktionen auf frühere Strafen für Triebäußerungen ab, mithin vom Grade der Verängstigung. Darauf könnte man natürlich erwidern, daß Schläge im Babyalter nur schwache Kinder schädigen; solche Kinder würden sowieso nie glücklich werden und der Gesellschaft und sich selber später nur zur Last fallen. Wer so argumentiert, vergißt wieder einmal, wie stark die Erzieher im Vergleich zum kleinen Kind tatsächlich sind. So manchem Kind, das gewiß glücklich, produktiv und zum Nutzen der Gesellschaft hätte aufwachsen können, wurde das Leben sicher durch eine derartig schonungslose Erziehung vergällt.

Ein kleiner Junge soll folgendermaßen gebetet haben (der Verfasser hat kürzlich ein ähnliches Gebet gehört): »Lieber Gott, mach mich brav – nicht zu brav, verstehst du –, nur so brav, daß ich keine Keile kriege.« Dieses Gebet pointiert das hier Behauptete. Auch J. B. Watsons Artikel über den Behaviorismus* gehört hierher:

> »Bald wird Rücksichtnahme verlangt. Der Vater sieht sich in seinem Morgenschlaf gestört. Er brüllt: ›Ruhe!‹ Das Kind merkt sich das und fängt an, vor sich hin zu murmeln. Viele Menschen haben solche Einschüchterungen nie verwunden, und wann immer sie (als Erwachsene) selbständig denken wollen, murmeln sie statt dessen vor sich hin. Dem Vater paßt das Gemurmel so wenig wie vorher das laute Reden, daher gibt er dem Kind vielleicht eins über den Mund. Schließlich haben die Eltern es

---

* *Encyclopaedia Brittanica*, 14. Auflage, Bd. 3, S. 329.

> glücklich erreicht, daß das Kind nur noch lautlos mit sich selbst redet. ›In einen geschlossenen Mund kommt keine Fliege‹, sagt das Sprichwort – ›und fliegt kein Gedanke heraus‹, ergänzt das gehemmte Kind. Zuletzt können wir uns insgeheim so schlecht benehmen wie wir wollen, nur dürfen wir uns nicht durch eine Bewegung verraten. Die Gedanken sind frei – solange sie im Kopf stecken.«

Dem muß der Verfasser zustimmen, wie sehr er das behavioristische Verständnis des Menschen sonst auch ablehnt. Jedenfalls scheinen die Behavioristen die entwicklungshemmende Wirkung von Schlägen im frühen Kindesalter besser verstanden zu haben als viele Psychoanalytiker.

Kinder sind natürlich nicht immer »kleine Engel«, und da sie hin und wieder doch einmal geschlagen oder sonstwie körperlich bestraft werden müssen, so erhebt sich die Frage, wie unsaft man sie anfassen darf. Besonders sollte man sie nie härter schlagen, als zur Abschreckung unbedingt nötig ist. Auch muß man bedenken, welchen Körperteil man gefahrlos schlagen kann.

Streng vermeiden sollte man Schläge, deren Kraftstöße sich den Arm entlang fortpflanzen. Solche Schläge tun weh und lösen im zarten Arm des Kindes schmerzhafte Druckwellen aus, auch wenn sie an sich nicht besonders heftig sind; sie werden vom Kind jedenfalls heftig verdrängt. Daran erinnert sich der Verfasser sehr klar. Da er die Anatomie des kindlichen Armes nicht genau kennt, kann er allerdings nicht angeben, ob die schockartige Wirkung solcher Schläge mit der Schwäche der wachsenden Säuglingsknochen allgemein zusammenhängt oder damit, daß die Gelenkenden der Säuglingsknochen besonders zart sind. Wie dem auch sei: Im Vergleich zum dickeren Erwachsenenarm ist der Durchmesser des Säuglingsarmes so gering, daß die Querkraft des Schlages im Säuglingsarm viel dichtere Schockwellen erzeugt.

Um sich über die histologische Struktur der in Mitleidenschaft gezogenen Gewebe genau zu unterrichten, hat der Verfasser einige Serienschnitte durch Kinderarme verschiedenen Wachstumsalters mikroskopisch untersucht. An diesen Schnitten läßt sich ablesen, wie zart und verletzbar die wachsenden Knochen noch sind.

Ohren und Kopf sollen selbstverständlich stets geschont werden. Wenn unumgänglich, sollte das Gesäß die Klapse empfangen. Ein Freund des Verfassers meinte sogar, der fleischige Hintern sei dafür so vorzüglich geeignet, daß man denken könnte, die Natur habe ihn eigens zu diesem Zwecke ersonnen!

Wenn auch Schläge auf den Hintern am ungefährlichsten sind, sollte man sie vorsichtshalber doch mit einer Rute verabreichen – wobei der Schmerz eher »stechend« ist –, da Schläge mit der Hand Erschütterungen bewirken. Schläge mit der Hand tun erst dann weh genug, wenn sie schwer sind, wobei dann das Knochengerüst erschüttert werden könnte. Solche Erschütterungen, die den Körper als Gesamtsystem treffen, üben auf die Seele eine unheilvoll abstumpfende, abtötende Wirkung aus, eben weil die Frustration von Triebwünschen damit einhergeht. Der Klaps, den der Verfasser von seinem Vater auf den linken Oberkörper erhielt, erschütterte mit Sicherheit das gesamte Knochengerüst und wirkte sich daher offenbar so folgenschwer aus.

Dagegen erinnern sich die meisten Menschen, die einmal gesunde Jungen waren, wie abschreckend scharfe, aber eben bloß »stechende« Schläge mit dem Rohrstock waren – ob sie nun den Hintern trafen oder die Hände.

Die Annahme, Schläge im Kindesalter hätten weitreichende seelische Folgen, wird durch zu wenige Beispiele gestützt, um allgemein gelten zu können. Sie muß natürlich von anderen Beobachtern noch erhärtet oder aber entkräftet werden. Und natürlich handelt es sich hier um ein peinliches und unbewußt peinigendes Thema, das an die meist völlig verborgenen Wirkungen von verdrängten Kindheitsschmerzen rührt, gegen die Erwachsene sich mit Vorliebe durch angriffslustige Rationalisierungen wehren. Im Falle des Verfassers waren die Auswirkungen jedenfalls so spürbar, daß weitere Forschungsarbeit sie sicher bestätigen wird. Von der Richtigkeit des hier Dargestellten kann man sich ja auch durch direkte Beobachtung von Säuglingen und Kindern überzeugen.

Körperstrafen, die nicht auf die Versagung starker Triebwünsche abzielen, haben keine oder kaum eine schädigende Wirkung. Gleiches gilt von schweren oder schmerzhaften körperlichen Erschütterungen, die seelisch bedeutungslos bleiben, weil sie die Integrität der Persönlichkeit unangetastet lassen. So ist der Verfasser mit drei Jahren einmal – wie sich die Eltern erinnern – von einer Kommode heruntergefallen und hat sich dabei die Schulter ausgerenkt. Das hatte der Verfasser völlig vergessen, und auch in seiner Selbstanalyse ließ sich keine seelische oder Gedächtnisspur davon entdecken. Der Fall frustrierte eben keinen Triebwunsch.

Mehrere Psychoanalytiker haben gegen dieses Kapitel eingewendet, daß es die Liebesenttäuschungen oder -versagungen nicht erwähnt, welche den frühkindlichen Bestrafungen erst den Giftstachel gäben. Dieser sei aller psychoanalytischen Erfahrung gemäß das entscheidende Moment.

Vorab müßte der Verfasser wissen, was unter Liebesenttäuschung oder -versagung verstanden werden soll. Daß der Erwachsene dem kleinen Kind die Liebe versagt oder entzieht, weil das Kind die »Gefühle« des Erwachsenen verletzt oder seine Erwartungen enttäuscht hat (1)? Oder daß das Kind dem Erwachsenen die Liebe aufsagt oder entzieht (2)? Das eine ist *nicht* wie das andere, und die Reaktion des Kindes läßt sich vernünftigerweise nicht von der Reaktion des Erwachsenen herleiten.

Die erste Möglichkeit könnte von Bedeutung sein. Denn verletzte das Baby nicht auf irgendeine Weise die Liebes- oder fürsorglichen Gefühle des Erwachsenen, so brächte der Erwachsene es womöglich nicht übers Herz, das Baby durch schmerzhafte Körperstrafen zu bessern. Die zweite Möglichkeit hat der Verfasser in seiner Selbstanalyse nicht verifizieren können, er kann sich daher nicht dazu äußern.

Für diesen negativen Befund bieten sich verschiedene Erklärungen an. Ein übel gelaunter Erwachsener, den das Kind ohnehin nie geliebt hat, vollzieht die Strafe; in dem Falle gab es von vornherein keine Liebesgefühle, mit denen er das Kind hätte hintanhalten können. Oder die Bestrafung wird von einem Erwachsenen vorgenommen, dem das Kind vielleicht doch Gefühle der Liebe entgegenbrachte. Hier könnte man dann einen seelischen Erneuerungsautomatismus vermuten, der womöglich binnen kurzem alle Schäden heilt, welche die Frustration sonst hinterlassen hätte, so daß in der Selbstanalyse nichts mehr davon aufzuspüren war. Oder das Kind unter zwei Jahren, dem hier unser Augenmerk gilt, geht gänzlich in sich selbst auf (Narzißmus). Der Verfasser weiß nun nicht, ob die eine oder andere dieser Erklärungen zutrifft, da seine Selbstanalyse zur Lösung des Problems nichts beisteuerte. Gewiß und wichtig aber ist, daß die Schmerzen im Unbewußten allemal unvermindert nachwirken. Für die Wahrheit dieser Feststellung kann der Verfasser sich verbürgen. Der oben erwähnte Erneuerungsautomatismus könnte die Selbstheilung dadurch zuwege bringen, daß das Baby seine Liebe nun auf einen anderen Erwachsenen überträgt, der es immer gut behandelt hatte, oder auf ein Lieblingstier oder selbst auf ein lebloses Spielzeug.

Der Verfasser kann mit Bestimmtheit sagen, daß der Klaps, den der Vater ihm im Alter von sechs Monaten verabreichte, ihn nicht zum Liebesentzug bewegte: er hatte damals einfach noch keine Liebe zu verschenken. Der Vater war ihm bloß ein lästiges Ungetüm, das ihm in die Quere kam. Andererseits mag der Klaps die Liebe zur Mutter geschmälert – frustriert – haben. Aber eher noch erhielt das primitive Allmachtsgefühl einen ersten Knacks, da das Baby sich ja um jeden Preis satt trinken wollte. Der Klaps mag auch die Wonne, dicht beim wärmenden mütterlichen Leib zu liegen, frustriert haben. Aus einigen dieser Urgefühle könnten sich durchaus die späteren Liebesgefühle des Erwachsenen zusammensetzen. So ließe sich leichter verstehen, daß Körperstrafen im Säuglingsalter die Liebesfähigkeit des Erwachsenen permanent beeinträchtigen. Freud hatte sicher recht, wenn er die Triebe als systemimmanent und innengerichtet auffaßte.

Die bleibende, von schmerzhaften Körperstrafen ausgelöste Triebverdrängung ist nach der Gesamterfahrung des Verfassers das Herz der pathologischen Entwicklung. Verdrängt werden zum Beispiel primitive Allmachtsgefühle, verzehrende Eßlust, archaischer Narzißmus, Stolz auf die Geschlechtsteile, auf die eigene Leiblichkeit. Selbst wenn das Baby nach außen gerichtete Liebesgefühle hätte, so wären diese auch nur wieder Triebwünsche, die, wie oben dargestellt, verdrängt werden.

Seine Selbstanalyse hat den Verfasser gelehrt, daß Baby und Kind nur sich selbst und ihren Wünschen frönen (Narzißmus).

Sicher braucht das Kind *beschützende* Liebe; ein seelisches Bedürfnis nach Liebe hat es indessen nicht.

Da die Nachwirkungen frühkindlicher Körperstrafen während der selbstanalytischen Tiefenarbeit des Verfassers ans Licht traten, fragt es sich, weshalb sie während der Tiefenarbeit mit einem Berufsanalytiker nicht deutlicher sichtbar zu werden pflegen. Träten sie deutlich genug hervor, so würde man in der Fachliteratur bestimmt mehr über solche Strafen und ihre Wirkungen veröffentlicht finden. Vielleicht hängt dieses Manko mit dem Widerstand des Patienten zusammen, den Analytiker in sein schmerzliches Geheimnis einzuweihen.

Psychoanalytischer Theorie gemäß vertritt der Arzt für den Patienten bekanntlich stets die Stelle einer (liebenden oder feindseligen, guten oder bösen) Elternfigur. Es müssen aber nicht unbedingt die Eltern sein, welche die Übertragungsmatrize hergeben, es kann jeder beliebige »große und starke« Erwachsene aus der Kinderzeit des Analysanden sein. Ist dieser als Kind durch Körperstrafen seelisch tief verwundet worden, so wird er den Analytiker wahrscheinlich unbewußt mit seinem ehemaligen Peiniger verwechseln, dem man sich ohne Gefahr nicht anvertrauen kann, ja von dem man brutaler Angriffe gewärtig sein muß. Infolgedessen wirkt die Verdrängung weiter, die Erinnerungen wagen sich aus Angst vor dem Analytiker nicht ins Bewußtsein hinauf, und das Unbewußte schweigt sich aus.

Der frühe Schmerz der Körperstrafen geht mit der Enttäuschung über die versagten kindlichen Triebwünsche eine Art »chemischer« Verbindung ein, welche prompt und gewaltsam in den tiefsten Seelengrund verdrängt wird. Wer die Gewalt solcher Verdrängungen kennt, weiß, wie mühsam man graben muß, um die »chemische« Verbindung wieder nach oben zu fördern und in ihre Bestandteile zu zerlegen. Aber diese Forschungsarbeit lohnt sich und fasziniert; sie legt die tiefreichende Verursachungskette der späteren Psychoneurose frei.

Dem Verfasser ist am menschlichen Glück und Wohlergehen gelegen. Er hat dieses Kapitel geschrieben, weil er verhüten möchte, daß kleine Kinder grausam und rücksichtslos gebeutelt werden, bloß weil sie Triebwünsche zu befriedigen suchen, die sie noch nicht zu vertreten haben. Hoffentlich hat er sich deutlich genug ausgedrückt. Kinder kommen »heil« auf die Welt; das macht der Fortschritt einer Analyse überraschend klar. Man überantworte also sein kleines Kind niemals unbeherrschten Erwachsenen: Es könnte leicht deren Psychoneurose »erben«!

8 Warum man kleinen Jungen nicht mit dem Abschneiden ihres Gliedes drohen soll

Sigmund Freud war überrascht, wie viele männliche Psychoneurotiker sich im Spätstadium ihrer Analyse an Drohungen erinnerten, ihnen das Glied abzuschneiden, um ihr frühkindliches Interesse wirksam und drakonisch zu unterbinden.

Die Erinnerung an solche Drohungen ging stets mit Gefühlsstörungen und einem Grausen einher, das vorher völlig verdrängt gewesen war und daher den Untergrund der Neurose gebildet hatte. Ohne dieses unter dem Druck der Kastrationsdrohungen verdrängte Grausen wäre in vielen Fällen entweder gar keine oder doch eine weniger verkrüppelnde Neurose entstanden.

Der schwere Komplex, der auf diese Drohungen zurückgeht, heißt bekanntlich Kastrationskomplex; diese Entdeckung Freuds ist heftig umstritten. Früher war auch der Verfasser mißtrauisch und hielt die ganze Idee eines Kastrationskomplexes für verfehlt und an den Haaren herbeigezogen. Er konnte nicht glauben, daß Kastrationsdrohungen so weit verbreitet sind oder daß sie sich seelisch so verhängnisvoll auswirken, wie die Psychoanalytiker behaupteten. Als er sich jedoch an die eigene Kindheit zu erinnern begann, wich seine Skepsis der Bestürzung.

Mancher unanalysierte Erwachsene bezweifelt die allgemeine Verbreitung des Komplexes wohl deshalb, weil er das Wort »Kastration« erst Jahre nach der entsprechenden Drohung versteht; und selbst dann begreift er noch nicht, daß ihm einst eine Kastration im hergebrachten Sinne des Wortes angedroht worden war. Denn zwischen dem heißen Schrecken des Kindes von damals und dem kalten Fremdwort von heute liegen lange Jahre voll Erinnerungen und Deckerinnerungen, an denen das bleierne Gewicht der Verdrängung hängt. Aus diesem Grunde wird in diesem Buch statt »Kastrationskomplex« der Ausdruck »Genitalabtrennungskomplex« gebraucht (siehe Vorwort).

Wer sich nach langer Analyse plötzlich daran erinnert, daß übermächtige Erwachsene ihm als Kind einmal die Abtrennung des Gliedes ernstlich angedroht haben, der wird gewiß alles daransetzen, um anderen Kindern diese fürchterliche Drohung zu ersparen. Auf diese Prophylaxe kommt es in diesem Kapitel an. Vor dem eigentlichen Tiefgang der Analyse hatte der Patient sich vielleicht bloß allgemein-theoretisch für alles interessiert, was er über den Kastrationskomplex gelesen hatte; vielleicht hatte er gemeint, daß er dank seiner sorgfältigen Erziehung und behüteten Kindheit von diesem Komplex verschont geblieben sei. Das ändert sich dann radikal. Der trostlose Schrecken, der auf die bewußte Erinnerung folgt, kann schlimmer sein als ein Angsttraum; die Drohung war ja am hellichten Tage ausgestoßen worden, daher trifft die Erinnerung daran den Wachenden wie ein wirklicher Hammer, dessen er sich auch nicht mit der Tröstung »Bloß ein Traum, wach rasch auf!« erwehren kann.*

Nur wer sich die Einzelheiten einer scharfen Genitalabtrennungsdrohung zurückrufen und sein Befinden vor und nach der Drohung vergegenwärtigen kann, weiß, wie gründlich die Drohung seine Lebenszuversicht geknickt hat. Vor der Drohung mag das Kind fröhlich und weltoffen gewesen sein, danach wird es plötzlich deprimiert, unglücklich und fahrig.

Sobald dem Analysanden voll bewußt wird, was ihm nie zuvor bewußt war, nämlich daß die Kastrationsdrohung nur eine Drohung war, deren Durchführung seine Peiniger nie ernstlich vorhatten, verschwindet auch die Angst. Der Leidende wird allmählich viel heiterer und gesünder und blickt der Zukunft beherzter denn je entgegen.

Offenbar bleibt eine schwere Kastrationsdrohung im Gemüt stecken wie ein Geschoß, das sich nur analytisch entfernen läßt.

Sicher haben solche Genitalabtrennungsdrohungen vielen Menschen seelisch geschadet, und die nachfolgende, völlig ver-

* Vergleiche dazu den Artikel »Night Terrors and the Mutilation Threat« von G. E. Gardner (*The Psychoanalytic Review* XIX, S. 182).

drängte Furcht ist die Hauptursache nervöser und psychoneurotischer Leidenszustände. Ein Kastrationskomplex ist also von größter Bedeutung für die allgemeine Psychopathologie, denn er trägt zur Neurosenentstehung maßgeblich bei. Man darf sich vor diesem »undelikaten« und »unanständigen« Thema also nicht länger drücken und muß es *salvo pudore* aus der Sicht des kleinen Kindes betrachten, dessen Glück und seelische Gesundheit allein auf dem Spiel stehen. Ein gründlich analysierter Mensch macht sich hier (wie auch sonst) die Perspektive des Kindes ohnehin ganz spontan zu eigen.

Die meisten psychoanalytisch unerfahrenen Menschen sträuben sich gegen den Genitalabtrennungskomplex deswegen mit unvernünftiger Skepsis, weil sie selber an den entsprechenden verdrängten Ängsten leiden und daher an den Komplex lieber nicht glauben möchten. Viele Bücher mit Titeln wie *Das nervöse Kind* setzen sich mit den Nachwirkungen von Kastrationsdrohungen gar nicht auseinander – eine bedenkliche Auslassung, wenn man versteht, wie entscheidend solche Drohungen zur Nervosität des Kindes beitragen. Ließe ein Erzskeptiker sich gründlich analysieren, so würde er zu unserem Bedauern und zu seiner Überraschung und Qual sich an eine einschneidende Drohung in der eigenen Kindheit erinnern. Wer sich zum Beispiel als Erwachsener seiner Geschlechtsteile ungebührlich schämt, der hat einen verdrängten Genitalabtrennungskomplex und ist noch mit verhältnismäßig heiler Haut davongekommen, wenn ihn nur diese falsche Scham verbiestert.

Die Drohungen werden in folgenden Situationen ausgesprochen: Wenn der kleine Junge zum ersten Male seiner Geschlechtsteile gewahr wird (manchmal schon mit zwei Jahren), ist er mächtig stolz auf sie. Von diesem Stolz geschwellt, will er das köstliche Ding befühlen und anderen Kindern und auch Erwachsenen zeigen. Dem Vater und der Mutter freilich nicht, denn davon halten ihn die Ängste ab, die früher schon in den Ödipuskomplex eingegangen waren. Anderen Personen, besonders Personen weiblichen Geschlechts wie Dienstmädchen, zeigt er »es« schon unbefangener.

Würde er sich in Gegenwart eines Mannes mit seinem Geschlechtsteil zu schaffen machen, so würde der Mann vermutlich sagen: »Das darfst du nicht, das gehört sich nicht.« Im Wiederholungsfalle würde er dem Kind vielleicht auch eine Backpfeife herunterhauen. Der eine oder andere Mann könnte auf eine flaue Abtrennungsdrohung verfallen, derer er sich sogleich schämen würde. Einige Spaßvögel könnten das Kind mit Abschneidedrohungen necken wollen. Aber wer solche Drohungen spaßig findet, beleidigt natürlich unser Anstandsgefühl. Doch würden sich solche »Scherze« kaum so katastrophal auswirken wie ernst gemeinte Abtrennungsdrohungen, weil das Kind von ihnen unbeeindruckt bliebe.

Die Erfahrung lehrt jedoch, daß Frauen hier anders empfinden. Viele Frauen haben offenbar keine Ahnung, was die Geschlechtsteile dem kleinen Jungen seelisch bedeuten. Faßt ein kleiner Junge seine Geschlechtsteile vor einer solchen Frau an oder zeigt er sie ihr, so wird diese (falls ihr nicht ausdrücklich eingeschärft wurde, lässiger zu reagieren), wahrscheinlich sagen: »Wenn du das tust, wird es abgeschnitten.« Dies könnte die Ausgeburt tief unbewußter Feindseligkeit dem Manne und besonders seinem Zeugungsglied gegenüber sein. Die Psychoanalyse hat herausgefunden, daß Frauen »von Natur aus« feindselig auf Männer reagieren.

Dem Verfasser ist allerdings auch eine alternative Erklärung für diese Feindseligkeit vorgeschlagen worden. Demnach drohen gewisse Frauen kleinen Jungen die Genitalabtrennung nicht etwa aus Neid an (wie viele Psychoanalytiker meinen). Sie kranken vielmehr an der Verdrängung ihrer Triebhaftigkeit und ihres natürlichen Liebesverlangens. Und je mächtiger der verdrängte Triebwunsch nach Erfüllung verlangt, desto bitterer ist die unbewußte Enttäuschung über die unerfüllte Sehnsucht. Diese Enttäuschung entlädt sich manchmal in Gift und Galle über den Mann, besonders wenn die Frau um ihr Liebesglück *»betrogen«* wurde. Tatsächlich begehrt wohl keine normale Frau das männliche Zeugungsglied aus purem Neid; eher ist sie auf ihren Körper besonders stolz, weil er für die Erfüllung der weiblichen Rolle vorzüglich eingerichtet ist.

Gleichwohl ahnen viele Frauen nicht, wie sehr sie kleinen Jungen mit ihren Kastrationsdrohungen schaden, denn sonst würden sie sich wohl bessere Ablenkungsstrategien einfallen lassen. Statt dessen schrauben sie ihre Drohungen und Vortäuschungen höher und höher – bis sie ihren Willen durchgesetzt haben. Wie schrecklich »vorgetäuschte« Kastrationen ängstigen, bedarf keiner weiteren Erklärung; drohende Worte allein wirken deprimierend, sie brauchen bloß finster genug ausgesprochen zu werden.

Der kleine Junge ist von Natur aus stolz auf seinen Penis. Er betrachtet ihn instinktiv als lebenswichtiges Organ und begreift daher den absurden Gedanken einer Abtrennung anfangs überhaupt nicht. Um also dieser Methode der Sexualeinschüchterung Überzeugungskraft zu verleihen, müssen die Drohungen schon recht massiv ausfallen. Hat man dem Jungen aber einmal die erwünschte Angst gründlich eingejagt, so verdrängt er sie fortan mit aller Gewalt. Von da an ist seine Gemütstiefe verletzt, sein Leben wie eingeschnürt, und nur eine Psychoanalyse kann die Angst wieder austreiben.

Wer Kinder nicht intim kennt, weiß nicht, wie brennend sich alle kleinen Jungen – ursprünglich – für ihre Geschlechtsteile interessieren; er wird daher über den positiven Befund der Sexualforscher ungläubig staunen. Natürlich würde der Junge selber von einem bestimmten Alter an keinen Fremden über seine geschlechtliche Neugier aufklären, selbst wenn er mit seinen Eltern noch freimütig reden kann.

Wenn schwere Genitalabtrennungsdrohungen nach langen analytischen Mühen endlich bewußt werden, erfüllen sie den Patienten mit solchem Grauen, daß der vorsichtige Beobachter sich fragen mag, ob der Analysand jetzt etwa unliebsame Zwischenfälle und Gefühle aus der Zeit nach den Kastrationsdrohungen in die Zeit der Drohungen zurückverlegt (»Rückübertragung«). Eine Fülle von Beweismaterialien zwingt aber zu dem Schluß, daß das Grauen der großen seelischen Bedeutung des Geschlechtsteils entspricht, von nichts als dessen ehemaliger Bedrohung ausgeht und unmittelbar nach der Bedrohung entstanden war. Von einer »Rückübertragung« kann also nicht die Rede sein. Ein unmittelbarer Beweis dafür ist die Tatsache, daß der Patient gesundheitlich auflebt, sobald er den tödlichen Schrecken analytisch durchgearbeitet hat.

Kastrationsdrohungen ist schwer vorzubeugen, weil zwei- bis sechsjährige Kinder, deren Interesse am eigenen Geschlechtsteil noch nicht unterdrückt wurde, oft in die Obhut Dritter gegeben werden, von denen die meisten zwar keine Abtrennungsdrohungen aussprechen würden, einer aber wahrscheinlich doch. Daher gibt es so viele Männer mit Genitalabtrennungskomplexen von unterschiedlicher Schwere.

Das häufige Vorkommen dieses Komplexes überrascht nicht, wenn man bedenkt, wie gern kleine Kinder ihre Geschlechtsteile anfassen und vorzeigen – und wie prompt und unwillkürlich viele Erwachsene diese Aufführung mit Abschneidedrohungen heimzahlen.

Langjährige Beobachtungen und Ermittlungen in einer typischen englischen Stadt haben den Verfasser überzeugt, daß nur wenige zwei- bis sechsjährige Jungen von solchen Drohungen verschont bleiben; praktisch sind sie universal.

Wer daran zweifelt, sollte die einschlägige psychoanalytische Literatur lesen. Allerdings sollte man statistische Häufigkeitsziffern in klinischen Berichten – Prozentsatz der Eltern, die sich an Kastrationsdrohungen ihren Kindern gegenüber tatsächlich erinnern – schon wegen des mindernden Verdrängungseffekts unbedingt als unterste Werte behandeln. Auch sind Eltern hier wahrscheinlich nicht die ärgsten Sünder.

Ein Freund, der Biologe ist, sagte neulich zum Verfasser: »Wenn man zum ersten Mal vom Kastrationskomplex hört, kommt einem der Gedanke verrückt vor. Bedenkt man dann aber, wie kleine Jungen sich wirklich benehmen, dann sieht man sofort, daß kein Junge von diesen Drohungen ungeschoren bleiben kann. Ich finde es furchtbar traurig, wenn die Seele sich von dem Schaden nicht *von selbst* erholen kann.« Ohne Psychoanalyse kann die Seele den Schaden aber offenbar nicht wiedergutmachen, sondern nur übertünchen; infolgedessen frißt er nur weiter um sich. Je größer der ursprüngliche Schrecken, desto unzugänglicher wird er verdrängt und desto unheilbarer bleibt er.

Irgendwie ist das Zeugungsglied so schutzwürdig wie der sprichwörtliche Augapfel. Drohungen, die Nase, die Daumen oder die Beine abzuschneiden, sind im Vergleich zu Genitalabtrennungsdrohungen fast unschädlich. So fühlte sich ein gewisser (»ungezogener«, »vorlauter«) Junge angesichts der Drohung, ihm strafweise die Zunge herauszuschneiden, ausgesprochen erleichtert, weil er nämlich nun den tödlichen Schrecken über eine vorangegangene Genitalabtrennungsdrohung auf die nachfolgende Zungenbedrohung verschieben konnte. Alsdann reihte sich die Angst um die Zunge in eine lange Kette von Deckerinnerungen ein, von der jedes weitere Glied den ursprünglichen Kastrationsterror tiefer ins Unbewußte stieß. Ohne diese Verdrängungsschübe wäre die Drohung mutmaßlich bewußter geblieben.

Eines Tages wird die vorbeugende medizinische Psychologie den psychoanalytischen Forschern für die Entdeckung danken, daß massive Genitalabtrennungsdrohungen in früher Kindheit dauernden seelischen Schaden stiften. Sobald diese frühen Verstümmelungsdrohungen seltener vorkommen, wird sich auch die Zahl und Schwere rein seelisch entstandener Neurosen und Geisteskrankheiten vermindern. Eine Abnahme der Fälle, bei denen nur die schmerzhafte, lange und mühselige psychoanalytische Kur hilft, wäre zu begrüßen, da es niemals genug Analytiker für das Heer seelisch und geistig Kranker geben wird. Auch ist es vernünftiger und wirksamer, Neurosen und Psychosen zu verhüten als verschleppte Seelenstörungen heilen zu wollen.

Der panische Schrecken, den die Genitalabtrennungsdrohung dem Kind einflößt, wirkt deshalb so neurosebildend, weil er als die graue Urangst hinter allen Ängsten des späteren Lebens hockt. Wer nie erschreckt worden ist, bleibt natürlich unerschrocken, furchtlos und gelassen. Dagegen legt sich die verdrängte Angst vor der Gliedabtrennung auch noch als grober Bremsklotz an den Geschlechtstrieb des Jugendlichen und des Mannes, wobei die immer bedrohlicher sich ballenden neuen Gefühlsverdrängungen die bereits entstandene Neurose weiter verschlimmern.

Sollte der Hausarzt da die Eltern kleiner Jungen nicht vor dem Risiko warnen, das sie eingehen, wenn sie ihr Kind mit unzuverlässigen Personen allein lassen, die ohne strenge Instruktionen sehr leicht auf Verstümmelungsdrohungen verfallen könnten? Beschäftigt sich das Kind ungebührlich mit seinem Glied, so sollte ihm eingeschärft werden, daß sich das nicht gehört; hilft das nicht, müssen die Eltern eingeweiht werden. Am besten neutralisiert man die Sexualneugier des Kindes, indem man sein geistiges Interesse sofort auf einen anderen Gegenstand ablenkt. Aber leider kann man unmöglich jeden, der mit dem Kind allein sein könnte, beizeiten warnen – das Dienstmädchen könnte ja zur Unzeit von einer Verwandten oder Freundin besucht werden! So kennt der Verfasser ein Kind, gegen das im zarten Alter von zwei Jahren und drei Monaten scharfe Genitalabtrennungsdrohungen »inszeniert« wurden, was zu schwerer chronischer Depression führte. Wie soll man solche zerstörerischen Traumatisierungen anders verhüten als durch Erwachsenenerziehung?

Sobald den Selbstanalytiker Erinnerungen an frühkindliche Genitalabtrennungsdrohungen überwältigen, steht ihm ein vertrauter Freund am treuesten bei, indem er ihm kraftvoll versichert, daß der Drohende seine Drohungen damals bestimmt nicht wahrzumachen gedachte. Der Analysand ist gewöhnlich anderer Meinung, und wahrscheinlich waren die Drohungen auch massiv genug, um Eindruck zu machen. Ohne tröstenden Zuspruch kommt er hier also nicht so leicht über die Runden.

Können Verbote das kindliche Sexualinteresse nicht dämpfen, so könnten leichte Schläge auf den Hintern versucht werden.

Offensichtlich sind solche Schläge ein viel vernünftigeres Abschreckungsmittel. Zugegeben, sie schmerzen mehr und wirken längst nicht so prompt wie die unmenschlichen Kastrationsandrohungen, welche die kindliche Seele verheerend durchdringen und dort einen unbeabsichtigten Schaden anrichten.

Milde Körperstrafen dagegen würden der späteren geistigen Gesundheit, dem seelischen Gleichgewicht und dem Glück des Kindes weit zuträglicher sein.

Wenn man dem Kind mäßige Klapse aufs Gesäß verabreicht, um sein frühes Interesse am eigenen Glied zu zügeln, so kann sich das seelisch unmöglich so schlimm auswirken wie eine Kastrationsdrohung.*

Im Gegensatz zu Freud erkennt der Verfasser keinen erblichen Faktor an, der die endgültige Form des verdrängten Kastrationskomplexes etwa mitbestimmte. Die angebliche erbliche Komponente des Komplexes entpuppt sich in der Analyse als die verdrängte Erinnerung an die tatsächlichen körperlichen und seelischen Schmerzen, die Erwachsene dem Kind vor der Entstehung des Kastrationskomplexes zufügten. Das spielt sich folgendermaßen ab. Kurz nachdem sich der Analysand an die Genitalabtrennungsdrohung erstmals erinnert, überwältigt ihn maßloses Entsetzen. Sobald er dieses Gefühl jedoch durch weitere freie Einfälle nach und nach abgebaut und sich die früheren, von Erwachsenen erlittenen, aber verdrängten Körperschmerzen ins Gedächtnis zurückgerufen und auch diese Gefühle analytisch durchgearbeitet hat, kann er allmählich die Genitalabtrennungsdrohung mit ruhigerem Abstand, das heißt angstfrei, betrachten. Und jetzt wird klar, daß die früher schon verdrängten, unbewußten Erinnerungen an tatsächliche Körperstrafen sowohl das Entsetzen über die spätere Kastrationsdrohung als auch das Entsetzen bei deren analytischer »Entdrängung« erheblich gesteigert hatten. Mit anderen Worten: Der zeitlich frühere verdrängte Körperschmerz bestimmt die endgültige Form des Kastrationskomplexes entscheidend mit.

Viele finden, daß Freud die Entwicklungsgeschichte des Einzelnen viel gründlicher hätte erforschen sollen, ehe er hypothetische stammesgeschichtliche Faktoren ins Feld führte. Freilich bildet jeder seine bewußten Gedanken so natürlich wie unbewußt zunächst einmal zeitgenössischen Denkmodellen nach. Wir wissen, daß Freud unter dem Einfluß der im 19. Jahrhundert vorherrschenden Evolutionslehren stand und die Ansichten eines Lamarck, Herbart, Meynert und Lipps vertrat. Ontogenetische Entwicklungsprinzipien und -erscheinungen waren dagegen relativ vernachlässigt worden und konnten deshalb nicht als ausbaufähige psychogenetische Erklärungsmodelle dienen. Freuds eigener wissenschaftlicher Fleiß hat jenen Perspektivenwechsel vor-

---

* Den interessierten Leser verweist der Verfasser hier auf seinen Artikel »Über die Ansicht, daß verdrängte Genitalabtrennungsfurcht nicht erblich, sondern allein umweltbedingt ist« (*The International Journal of Psycho-Analysis*, Bd. XXVI, 1945). Darin begründet der Verfasser, der im übrigen das Wohlergehen kleiner Jungen verficht, warum er mäßige Körperstrafen zwecks Unterdrückung des frühkindlichen Sexualinteresses dennoch für unumgänglich hält.

bereitet, aus dem nun eine neue Forschergeneration Gewinn zieht. Plinius wußte, wie das so geht: *Nemo mortalium omnibus horis sapit.**

---

* Kein Sterblicher ist allezeit weise (Anm. d. Übers.).

9 Psychoanalyse und frühe Komplexe

Die ernsten seelischen Gefahren, die man für Säuglinge und kleine Kinder heraufbeschwört, wenn man sie zu heftig und namentlich in unbeherrschtem Zorn züchtigt, um die Befriedigung ganz natürlicher Triebwünsche zu unterbinden, sind schon betont worden. Nach dem Ausgang der frühkindlichen Entwicklungsperiode, also nach dem sechsten Lebensjahr etwa, schaden solche Züchtigungen dem Kind viel weniger. Während der frühkindlichen Periode sollte das Kind die Grundlagen für eine gesunde und heitere Persönlichkeit erhalten; während dieser Periode werden allerdings auch schmerzliche Ereignisse am vollständigsten verdrängt – es ist die Zeit der kindlichen »Gedächtnisleere« oder totalen »Vergeßlichkeit«. Früher oder später, so ließe sich hier einwenden, erlebt jeder Mensch doch sein blaues Wunder, und je früher er sich gegen die Schläge des Lebens stählt, desto besser. Dieser Einwand gilt hier aber nicht, da er die besondere Formbarkeit kleiner Kinder außer acht läßt. Nach dem sechsten Lebensjahr erlebt das Kind zwar immer noch genug Anpassungsschwierigkeiten, Frustrationen und Enttäuschungen; jetzt aber schaden diese ihm weniger.

Vorher jedoch beklemmen Schläge und Schrecken die Seele des Kindes dermaßen, daß er als Erwachsener viel unglücklicher und unzufriedener ist, als er rechtens hätte werden sollen. Er weiß später nicht einmal, daß er weit glücklicher und zufriedener hätte werden können, denn die gegenwärtige Gemütsverfassung hatte ja während der frühkindlichen »Vergeßlichkeits«-Periode begonnen. Deswegen kann er sich ohne Analyse auch nicht die vergleichsweise glücklichen Tage seiner allerersten Kindheit, da er noch nicht geschlagen und geschreckt wurde, zurückrufen und an diesen sein späteres Elend ermessen.

Im Spätstadium der Analyse erinnert man sich immer deutlicher, wie hilflos und schwach man sich als Kind den Großen gegenüber vorgekommen war. Das ist eine der eindrucksvollsten analytischen Erfahrungen. Dieses Gefühl der Schwäche und Schutzlosigkeit ist natürlich dann am stärksten, wenn man von den Erwachsenen körperlich gezüchtigt wird; gleichwohl lebt es auch nach der Züchtigung im Unbewußten fort. Dieser Jammer verursacht weitgehend die spätere kindliche Gedächtnisleere und Vergeßlichkeit und erklärt auch gut, warum sich die Leute später gegen eine Psychoanalyse sträuben. Dem Selbstanalytiker fällt es unter anderem deshalb so schwer, den reinen Seelenschmerz von den Schlägen abzulösen, die er als Kind empfing, weil ihn seine alte Hilflosigkeit nun wieder befällt, an der das noch ältere primitive Allmachtsgefühl bereits zerbrochen war. Trotzdem können alle diese Gefühle durch ausdauerndes freies Assoziieren zu guter Letzt aufgelöst werden; manchmal ist das freilich ein langwieriger Prozeß. Sind sie aber einmal aufgelöst, so ist auch der Psychoneurose die Brutstätte entzogen. Ziel der Psychoanalyse – soweit sie nicht Forschungszwecke hat – wäre also, dem Patienten jene Kraft und Gesundheit wiederzuschenken, die er als Wickelkind besaß.

Dem Schmerz und der Furcht steht natürlich das primitive Allmachtsgefühl entgegen. Dieses überdeckt den Schmerz und die vereitelten Wünsche anscheinend unverzüglich mit einer seelischen Schutzschicht, welche diese Gefühle vollständig isoliert und verbirgt. Ehe also die Schmerz-Furcht-Verbindung analysiert werden kann, müssen die Schutzmaßnahmen des primitiven Allmachtsgefühls durchschaut werden, dessen Verheimlichungstendenzen vom sogenannten »Zensor« anscheinend übernommen werden.

Werden die Abfuhrorgane für die Energie drängender Triebwünsche plötzlich von Schmerz und Furcht versperrt, so flutet die Triebenergie offenbar in den seelischen Apparat zurück. Infolgedessen reagiert die Seele auf die erdrückende Überlegenheit der Welt mit zeitweiliger Überempfindlichkeit und fühlt sich minutenlang überwältigt – bis sie sich schließlich von ihrer eigenen Überempfindlichkeit erholt.

Wer da meint, die aktuellen Konflikte des Erwachsenen verdienten therapeutische Beachtung, der irrt sich gewiß, und seiner Auffassung liegt offensichtlich ein Mangel an tieferem Erfahrungswissen zugrunde. So hat sich der Verfasser lange (über 2000 Analysestunden lang) gefragt, ob ihn sein analytischer Eifer nicht dazu verleitet haben könnte, gegenwartsbezogene Konfliktgefühle in frühkindliche Konflikte hinein- oder hinabzuverlegen, da solche frühen Konflikte oft unter Gefühlsstürmen wiedererlebt werden. Aber wie eine noch tiefer eindringende Analyse erweist, trifft gerade das Gegenteil zu: Die verdrängten Gefühle, welche von frühzeitigen Vorfällen erregt worden waren, färben auf spätere Erlebnisse ab.

Soviel der Verfasser weiß, hat noch niemand eine so umfassende und tiefschürfende Selbstanalyse unternommen wie er. Es ist daher denkwürdig und aufschlußreich, daß die Ergebnisse dieses Unterfangens Freuds Ansicht erhärten, die frühkindlichen Komplexe prägten alle späteren Konflikte vor und machten den Erwachsenen schließlich entsprechend konfliktanfällig. Wegen seiner Tragweite hat der Verfasser diesen Befund einer fortlaufenden gewissenhaften Prüfung unterworfen. Als er aber zu guter Letzt seine frühkindlichen Komplexe analytisch aufgedeckt, entwirrt und um ihre Wirkung gebracht hatte, klangen die Konflikte des Erwachsenen von selbst ab. Der Kausalzusammenhang scheint unbestreitbar.

Der analytisch getilgte Gefühlsbetrag ist der Gefühlssumme, die sich aus einzeln erledigten Kindheitserlebnissen ergibt, nicht unbedingt gleich. Diese Urerlebnisse leihen ja den späteren Erlebnissen gewissermaßen fortwährend emotionale Teilbeträge. Daher muß ein Kindheitskomplex, dessen Gefühlsspannung zweimal so hoch ist wie die eines späteren Komplexes, auch doppelt so lange analysiert werden, weil er auf spätere Erlebnisse ein derartiges Maß »freischwebender« – verdrängter – Gefühle ausstrahlt, daß man an den ursprünglichen Kindheitskomplex nicht eher herankommt, als bis man diese nachfolgenden, späteren Auswirkungen behoben hat.

Gewisse weitverbreitete Ansichten von den kindlichen Verhaltens- und Reaktionsweisen sind teils grundverkehrt, teils Halbwahrheiten. So schrieb der verstorbene Dr. Charles W. Hayward in einem Beitrag zu dem Pamphlet *Everyday Psychology in the Nursery** (Alltagspsychologie und Kinderstube), betitelt »The Psychology of the Child«, das folgende: »Bei der Geburt gleicht das kindliche Gehirn einer photographischen Platte oder einer Schallplattenfolie. Von der Geburt an macht das Kind unbewußte Milieuaufnahmen.« So verhält sich das nicht. Es geht natürlich nicht an, die kindliche Seele als photographische Platte aufzufassen. Die Seele des Kindes ist kein passiver Aufnahmeapparat, sondern ein triebkräftiges Wesen, das eher mit einem rasch wachsenden Bäumchen verglichen werden sollte. Wenn man ein Kind zu heftig schlägt oder erschreckt, um seine Triebwünsche zurückzustutzen, dann hinterläßt man eben kein lebloses Abbild in einer lichtempfindlichen Emulsion, sondern treibt zarte Wurzeln zu früh in unnatürliche und gefährliche Tiefen – oder schlägt blindlings Zweige ab. Man schädigt es dann in seinem Wachstum so sehr, daß seine Weiterentwicklung nur psychoanalytisch wieder angeregt werden kann.

Durch triebstutzende Schläge im Kindesalter wird die werdende Persönlichkeit weitgehend auf sich selbst zurückgeworfen und unfähig gemacht, sich von ganzem Herzen der Wirklichkeit zu verschreiben. So entsteht der in sich gekehrte, »introvertierte« Charaktertyp. Wird das Bäumchen dagegen in seinen Anfängen nicht so arg beschädigt, dann können seine Äste später hoch in die Luft wachsen oder sich frei ringsum ausbreiten, und so entsteht der weltzugewandte, »extravertierte« Charaktertyp.

Schläge im Kindesalter kehren sich nämlich nach innen, weil sie Grundantriebe frustrieren und in die Verdrängung verstoßen. Das Endergebnis sind die unbewußten Ängste des Erwachsenen und seine vielberufenen »Minderwertigkeitsgefühle«.

Nachdem kleine Kinder ihre ersten Schläge empfangen haben, mißtrauen sie unbewußt jedem Erwachsenen, ob er sie nun geschlagen hat oder nicht. Erlittene Schmerzen werden zu stummen Ratgebern: Man kann nie wissen! Aus diesem Grunde tritt die neurosenbildende Wirkung früh empfangener Körperstrafen

---

*Veröffentlichung der »National League for Child Welfare«, London.

in regelrechten, dyadischen Analysen so selten in den Vordergrund, während sie sich in den Spätstadien der Selbstanalyse deutlich bemerkbar macht. Dem Kind wird sein ängstliches Mißtrauen oft nicht voll bewußt, weil es sich sofort mit älteren Schmerzverdrängungen verknüpft und mit ihnen zusammen der Verdrängung verfällt. Die spätere Analyse hebt alle diese Verdrängungen Zug um Zug wieder auf.

Der unbewußte Argwohn, den Kinder gegen Erwachsene hegen, macht es psychoanalytisch ungebildeten Menschen praktisch unmöglich, sich in die tieferen Seelenregungen des Kindes angemessen einzufühlen. Das Kind hält aus unbewußter Furcht mit den Auskünften zurück, die man von ihm verlangt. Analytisch Ungewitzte können sich natürlich oberflächliche kinderpsychologische Kenntnisse aneignen; ob diese aber je zu lebendigem Wissen werden, steht sehr dahin. Selbst analysierten Menschen fällt es schwer, sich in Kinder hineinzudenken.

Auch der verstorbene Dr. Sándor Ferenczi, der das kindliche Denken sonst so ausgezeichnet verstand, erlebte gelegentlich Überraschungen. Er teilt folgende Episode mit:*

> »Der indirekte Widerspruch, der sich hier als Zwangserscheinung ganz unbewußt bildet, hat seine Quelle offenbar in ähnlichen bewußten Reaktionen kleiner Kinder, die durch ihren Mangel an Mut und Selbstvertrauen zu dieser mittelbaren Sprache gezwungen sind, wenn sie einem Erwachsenen widersprechen möchten.
> Ich sagte einmal einem fünfjährigen Knaben, er brauche sich vor dem Löwen nicht zu fürchten; der Löwe laufe davon, wenn er ihm nur fest in die Augen sehe. ›Und nicht wahr, auch das Lamm kann einmal den Wolf auffressen?‹ war seine nächste Frage. ›Du hast meine Erzählung vom Löwen nicht geglaubt‹, sagte ich darauf. ›Nein, eigentlich nicht – aber bitte, seien Sie mir darum nicht böse‹, antwortete der kleine Diplomat.
> Analytische Erfahrungen machen es höchst wahrschein-

* »Über vorübergehende Symptombildungen während der Analyse«. In: Sándor Ferenczi (1982): *Schriften zur Psychoanalyse*. Band I. Frankfurt (Fischer), S. 108 ff.

> lich, daß manche intelligente Kinder vor dem Verdrängungsschub der Latenzzeit, bevor sie die ›große Einschüchterung‹ durchgemacht haben, die Erwachsenen für gefährliche Narren halten, denen man die Wahrheit nicht ohne die Gefahr, dafür bestraft zu werden, sagen kann, auf deren Inkonsequenzen und Narrheiten man also Rücksicht nehmen muß. Die Kinder haben damit nicht so ganz unrecht.«

Kein Sachverständiger würde über die modernen Versuche, der Entwicklung des Kindes und seiner seelischen Bedürfnisse wissenschaftlich nachzugehen, die Nase rümpfen. Gleichwohl sind solche Forschungsversuche weit schwieriger, als manche Erwachsene, die sie unternehmen, sich vorstellen. Infolge seiner eigenen unbewußten Verdrängungen fällt es dem Erwachsenen unendlich schwer, die wirklichen Bedürfnisse des Kindes auch nur einigermaßen objektiv zu würdigen. Wer am eigenen Leibe oder an der Seele seiner Patienten – tiefenanalytisch also – erfahren hat, woraus Psychoneurosen entstehen und wie sie sich weiterentwickeln, der versteht jedenfalls besser, wie man sie verhüten und heilen kann, als einer, der Kinder bloß von außen her beobachtet und glaubt, aus dieser notwendigerweise oberflächlichen und unvollständigen Beobachtung Wissen geschöpft zu haben. Eltern und Pflegepersonen sind wohlberaten, wenn sie dem Weinen und Schreien kleiner Kinder namentlich im ersten und zweiten Lebensjahr nach besten Kräften abhelfen. Kleine Kinder sind normalerweise seelisch kerngesund, weil sie noch kein »Unbehagen in der Kultur« kennen, und sie weinen nur aus Gründen, die *ihnen* ernst vorkommen. Man sollte sich daher alle Mühe geben, rasch herauszufinden, was ihnen fehlt, und dann versuchen, den Mangel tunlichst abzustellen.

Der inzwischen verstorbene Sexologe Havelock Ellis hatte den Verfasser einmal gebeten, einen Beitrag über die Wechselbeziehung zwischen Geschlechts- und Selbsterhaltungstrieb zu schreiben. Liebenswürdigerweise setzte er hinzu, daß er einen wertvollen Beitrag erwarte, da der Verfasser so tief in sein Unbewußtes eingedrungen sei. Er glaube auch, daß viele Psychoanalytiker den Geschlechtstrieb über- und den Selbsterhaltungstrieb unterschätzten. Und Sir Robert Armstrong-Jones schrieb dem Verfasser: »Oberstes Gesetz ist die Selbsterhaltung: ihr stärkt die Furcht den Rücken ... Die Arterhaltung, welcher Freud den obersten Platz anwies, kommt danach. Nach Freud resultieren viele Geisteskrankheiten aus dem Konflikt zwischen diesen beiden Triebgruppen.«

Prof. Freud erwähnt in seinem Aufsatz »Über die allgemeinste Erniedrigung des Liebeslebens« »die unausgleichbare Differenz zwischen den Anforderungen der beiden Triebe – des sexuellen und des egoistischen«. Der Verfasser glaubt nicht, daß der Geschlechts- und der Selbsterhaltungstrieb im Urzustand auseinanderklaffen; die zwei Triebe sind anfangs vielmehr innig aufeinander abgestimmt.

In der Kindheit sucht die Einzelseele ihren ursprünglichen Triebeinklang nach Kräften zu bewahren; dazu ist sie optimal befähigt. Dann aber treiben die Bestrafungen der kindlichen Sexual- und sonstigen Triebwünsche ihren schmerzlich spaltenden Keil zwischen die Triebe. Fortan tut die verdrängte Furcht vor – weiteren – Strafen und Schmerzen im Unbewußten ihre Wühlarbeit und erhält so die Trennung der Triebe bis ins Erwachsenenalter hinein aufrecht – wenn keine Tiefenanalyse den Mißklang beseitigt. Diese verdrängte Furcht hält den Leidenden davon ab, sich später Wünsche zu gönnen, deren versuchte Erfüllung einst bestraft wurde. Diese Furcht dient zweifellos dem Selbsterhaltungstrieb, der zwar vom Sexualtrieb weggespalten worden, vorher aber eben nicht unausgleichbar mit ihm gewesen war. Der sexuelle und der egoistische Trieb sind also nicht von Anfang an unversöhnbar, wie Freud zu unterstellen scheint oder gedacht haben mag.

Daraus ergibt sich für den Verfasser der Schluß, daß der durch Schmerzerfahrungen gewitzte Selbsterhaltungstrieb die Furcht sozusagen bevollmächtigt, den Streit mit den Triebfeinden des Kindes durch eine Psychoneurose beizulegen. Sobald die Furcht verdrängt ist, vergällt sie vom Unbewußten aus alle späteren sexuellen und sonstigen Wünsche, die sie auch wieder, um sie erfüllungsuntauglich und unschädlich zu machen, zu sich in die Verdrängung herabzieht.

Unbefriedigte Sexualität – welche zu befriedigen der Leidende sich kraft bewußter oder unbewußter Erinnerungen an empfangene oder aus Furcht vor künftigen Strafen versagt – trägt gemeinhin maßgeblich zur Entstehung der Psychoneurose bei und ist wahrscheinlich ihr wesentlicher Verursachungsfaktor. Solange der Leidende nicht über sie hinaus in die Tiefen seiner Seele vorgedrungen ist, hält er seine Geschlechtsnot wahrscheinlich sogar für die einzige Ursache seiner Neurose. Viele Analytiker haben die Seelentiefe offenbar noch nicht genügend erforscht.

Der Verfasser glaubt nicht, daß Freud die Bedeutung des Selbsterhaltungstriebes unterschätzte. Er deckte die Ursachen der Neurosen auf, und sicher tragen verdrängte Anteile des Geschlechtstriebes in vielen, wenn nicht den meisten Fällen zur Neurosenbildung entscheidend bei. Dabei bestritt er aber niemals die Bedeutung des Selbsterhaltungstriebes. Wenn die selbsterhaltenden Impulse auch lange vor den sexuellen auftreten, so wäre es doch nutzlos, dies einem Patienten entgegenzuhalten, dessen neurotische Schwierigkeiten sich unmittelbar auf sexuelle Verdrängungen zurückführen lassen. Der Patient muß sich so oder so durch alle seine Verdrängungen frei assoziierend hindurcharbeiten, ehe er gesunden kann. Die Einsicht, warum er so und nicht anders handelt, muß dem Patienten aus dem eigenen Inneren aufsteigen, also gefühlsdurchklungen sein, um therapeutisch wirksam zu werden. Das wird am besten – und vielleicht ausschließlich – durch anhaltendes und ungehindertes freies Assoziieren erreicht.

Zweifellos geht das kleine Kind ganz in sich und seinen Triebwünschen auf – es liebt sich und seine Wünsche ganz gewiß. Ob aber diese Eigenliebe – die der Verfasser beschreibungshalber »narzißtisch« genannt hat – sexueller Natur ist, steht dahin. Jedenfalls hat der Verfasser trotz sorgfältiger Nachforschungen in den tieferen Äußerungen dieser Eigenliebe keine sexuellen Beimengungen im Sinne Freuds aufspüren können. Sie erscheint ihm vielmehr rein egoistisch; und dieser Egoismus wandelt später – normalerweise – Teilbeträge seiner Energie (der »Libido«) in sexuelle Impulse, sexuelle und andere Liebe um. Viele Komponenten der reifen Geschlechtslust reichen offenbar ins erste

Lebensjahr zurück; ihre Energie beziehen sie aber wohl von den noch älteren egoistischen Gefühlen und Trieben.

»Die Liebe geht durch den Magen«, sagt das Sprichwort. Aber für die sexuelle Natur der Eßlust hat der Verfasser bislang noch keine Beweise gefunden. Die Schleimhäute und das Nervensystem reagieren im Hungerzustand auf gute Speisen mit Wohlgefühlen, welche bestimmten sexuellen Befriedigungsformen ähneln mögen; daraus folgt nicht, daß Sättigungsgefühle sexueller Natur sind, obgleich beide Befriedigungsformen die gleiche Quelle haben könnten. Im Gegensatz zur psychoanalytischen Lehre hält der Verfasser die Geschlechtsliebe für eine unter vielen unterschiedlichen Arten der Liebe. Zwar muß er zugeben, daß sexuelle Komponenten schon im ersten Lebensjahr entstehen, kann aber Freuds Ausdehnung des Sexualbegriffs auf die früheste Entwicklungsstufe mangels Beweisen nicht beipflichten. Eine Umkehrung der Entwicklungsschritte scheint weit plausibler; demnach wären die frühkindlichen Komponenten und Vorformen des Sexualtriebs – und der Sexualtrieb selber – Fortbildungen des Egoismus oder primitiven Allmachtsgefühls. Diese Ansicht weicht von Freuds Auffassung entschieden ab.

Der Verfasser ist durch unabhängige Erforschung der eigenen Seelentiefe zu dieser Ansicht gelangt. Bedenkt man die Entwicklung der Wirbeltiere, so erhöht sich die Wahrscheinlichkeit noch, daß individualistische Gefühle und Impulse den Fortpflanzungstrieben zeitlich voraus- und biologisch vorangehen.

Das aber tut Freuds monumentaler Entdeckung keinen Abtrag; der ungeheure und unabsehbare Einfluß, den die Sexualverdrängung auf die Neurosenbildung und ähnliches seelisches Elend hat, ist unbestreitbar.

Das zweimalige, nach der ersten Phase durch die Latenzzeit unterbrochene Einsetzen der Sexualentwicklung, das nach Freud dem Menschen eigentümlich ist, hat seine Ursache in Strafen und Strafandrohungen, welche die frühkindlichen Sexualäußerungen wenigstens zeitweilig der Verdrängung überantworten. Am Anfang der Pubertät werden die Sexualäußerungen nicht nur bedeutend triebstärker, sondern auch »gesellschaftsfähiger«. Sie drängen dann ungestüm nach Entladung, es sei denn, daß die

Bestrafungen im Kindesalter ein Übermaß von verdrängter Furcht hinterlassen haben. Mit den Nachwirkungen frühkindlicher Bestrafungen schlägt sich der Erwachsene aber unentwegt herum – bis sie tiefenpsychologisch aufgehoben werden.

Ein ärztlicher Freund bestritt, daß man vor der Ausreifung der Hoden von Geschlechtlichkeit reden könne; die spätere Sexualunruhe verfälsche bloß die Erinnerungen an kindliche Gefühle. Diese Meinung kann der Verfasser nicht teilen. Auch den Genitalabtrennungskomplex wollte dieser Freund mit dem Schamgefühl erklären. Wie kann aber das Schamgefühl ohne die Verdrängung übermächtiger Wünsche entstehen? Zweifellos wirken Beschämung und Wut weit nachhaltiger als bloße Schmerzgefühle, die ohne Beschämung und Wut rasch abklingen. Erst wenn verdrängte Schmerzen die Erfüllung übermächtiger Triebwünsche verhindern, wirken sich Scham und Wut seelisch schädigend aus. Das Baby lebt wahrhaft einfach, weil es gewissermaßen noch »diesseits von Gut und Böse« steht. Meister Eckhart hatte recht: Die Tugend ist ein Mittelding zwischen Laster und Vollkommenheit.

Maeterlinck hat gesagt: »Im Menschen liegen Nährböden, die tiefer und reicher sind, als Vernunft und Verstand fassen können.« Damit könnte er die Unbefangenheit des Kleinkindes gemeint haben.

Einige Leser mögen der Ansicht sein, der Verfasser habe die Nachwirkungen empfindlicher Körperstrafen im Kindesalter übertrieben, so sehr sie auch sonst gegen körperliche Züchtigung von Kindern sind. Wer aber als Erwachsener erleben muß, wie ihm der verdrängte Körperschmerz und die unbewußte Furcht vor künftigen Schmerzen den inneren Schwung nehmen und die Lebens- und Spannkraft schwächen, der wird sich wohl oder übel eines Besseren besinnen.

Montaigne sagte vor 400 Jahren, Kinder sollten nicht zu schmerzhaft bestraft werden. Er kannte aber die Psychoanalyse nicht und konnte daher die Nachwirkungen von Körperzüchtigungen nicht bis ins einzelne untersuchen oder in ihre frühkindlichen Ursprünge zurückverfolgen. Das Baby unterdrückt oder verdrängt seine Schmerzen ohnehin nicht so erfolgreich wie das ältere Kind. Das Gemisch von körperlichen und seelischen Mißhandlungen infiltriert also eine weit widerstandslosere Seele, und je unstillbarer der Schmerz und je strenger die Strafen waren, desto unheilvoller wirken sie sich aus.

George Bernard Shaw soll geschrieben haben: »Es ist besser, ein Kind im Zorn zu verstümmeln als es mit Vorbedacht abschrekkend zu bestrafen.« Oft weiß man wirklich nicht, wie ernst Shaw seine Bemerkungen meint. Jedenfalls dachte er hier wahrscheinlich nur an körperliche Verstümmelungen und nicht an die damit einhergehende seelische Verkrüppelung, welche Psychoneurosen zeitigt.

Urteilserschwerend wirkt hier auch der Umstand, daß ein sonst gutmütiger Mensch, dem das Kind anvertraut ist, durch etwas anderes vorübergehend aus der Fassung gebracht werden kann und dann seine Wut am Kind ausläßt, ohne die Folgen zu bedenken.

Gewaltlose Toleranz kindlichen Triebwünschen gegenüber genügt natürlich nicht, um die seelische Gesundheit und das Glück des Kindes und späteren Erwachsenen zu gewährleisten. So ergab eine Umfrage unter einer großen Anzahl von acht- bis zehnjährigen Kindern, daß sie mit den folgenden Mißständen, deren Beseitigung mithin ihr Wohlbefinden heben würde, besonders unzufrieden waren (Reihenfolge der Wichtigkeit): 1. Streit zwischen den Eltern und anderen Respektspersonen; dieser untergräbt ihre innere Sicherheit. 2. Favoritentum und ähnliche Ungerechtigkeiten. 3. Lügen, bei denen sie Respektspersonen ertappen. 4. Streng erscheinende Befehle, die ohne einsichtige Gründe erteilt werden. 5. Andere Handlungen, die einen Mangel an Respekt für die »Hausbürgerrechte« des Kindes verraten.

Die Tatsache, daß diese Kinder von Körperstrafen kein Aufhebens machen, ist von einigen Leuten als Entkräftung der hier vorgetragenen Ansicht von der Neurosenbildung gedeutet worden. Dieser Einwand ist jedoch bedeutungslos, denn bei Erreichung des achten oder zehnten Lebensjahres (ja viel früher schon) ist der Entstehungsherd einer inzwischen etwa ausgebrochenen Neurose für gewöhnlich längst verdrängt, so daß die Kinder ohne Analyse nicht ahnen, warum sie unglücklich sind.

Die Sublimierung der Triebenergie oder primitiver Wünsche

und Begierden ist keineswegs ein bewußter, beinahe dem Willen unterworfener Vorgang, wie in gewissen volkstümlichen Schriften unterstellt wird. Der Mensch sublimiert seine »rohen« Begierden dann, wenn hinter seinen Wünschen in den seelischen Tiefenschichten ein derartiger Triebdruck entstanden ist, daß dieser sich infolge verdrängter Angst auf Umwegen entladen und sich Ausdrucksformen im Bewußtsein (und damit Erleichterung und ein Tätigkeitsfeld) verschaffen muß, die nun nicht mehr mit Sanktionen belegt werden, sondern gesellschaftliches Ansehen verheißen.

Hier erinnert sich der Verfasser an einen Aufsatz von Arnold Bennett, der mit dem Satz begann: »Haben Sie je einen ehrgeizigen Mann gekannt, der glücklich oder einen ehrgeizlosen, der unglücklich war? Ich nie.« Die Psychodynamik der beiden Verhaltenstypen läßt sich nun besser begreifen. Den Ehrgeizigen macht der Überdruck unglücklich, den die verdrängte und in den Tiefenschichten der Seele aufgestaute Triebenergie auf sein Inneres ausüben. Diese Energie braucht und sucht ein Sicherheitsventil und findet es im rastlosen Streben nach Anerkennung. Ein ehrgeizloser Mann hat nicht so viele Triebverdrängungen, ist daher zufriedener und mit oder ohne Prestige glücklich.

Ein Rezensent meint, der Verfasser habe genug Materialien für eine angewandte Psychologie der Charaktertypen, die als Nachtrag in das vorliegende Buch aufgenommen werden könnte. Ein anregender Vorschlag. Indessen möchte der Verfasser diese Aufgabe anderen überlassen, während er selbst das Begonnene fortsetzt und sorgfältig überprüft.

Ein deutscher Psychoanalytiker schrieb über den Nachdruck des sechsten Kapitels in *Die Internationale Zeitschrift für Psychoanalyse*: »Daß der Verfasser mit seiner selbstanalytischen Methode so tief in die eigene Seele eindringen konnte, erfüllt den Leser mit Staunen über solche ungewöhnliche Geduld und Ausdauer.« Geduld und Ausdauer allein befähigen einen allerdings nicht, so lange zu arbeiten; wissenschaftliche Faszination und Neugier müssen hinzukommen.

Es ist bedauerlich, daß einige Menschen keine Kinder haben wollen, weil in ihren Familien Psychoneurosen vorkommen und sie diese für erblich halten. Das mag in einigen Fällen stimmen und dann organisch bedingt sein; die meisten Neurosen sind aber sicher nicht vererbt. Außergewöhnliche Intelligenz ist indessen erblich, und hochintelligente Kinder leiden seelisch und endlich auch körperlich viel mehr durch die Strafen, Drohungen und Schrecken, denen sie als Kinder ausgesetzt waren, als ihre weniger aufgeweckten Altersgenossen. Blieben ihnen diese Torturen erspart, so würden sie seelisch gesund aufwachsen. So spielt eine »inszenierte« Genitalabtrennungsdrohung einem hochintelligenten Kind weit übler mit als einem stumpfsinnigeren; das intelligente Kind widersteht der Drohung nämlich länger, weil es sich von ihrem Ernst nicht so ohne weiteres überzeugen kann. Schließlich aber bricht dieser geistige Widerstand zusammen, und das Kind sagt sich nun, daß die Drohung doch wahrgemacht wird; wenn das geschieht, ist der Schock um so schwerer. Freud hat gewiß recht: Viele Erwachsene ahnen nicht, welche Ungeheuerlichkeit sie begehen, wenn sie kleinen Kindern die Genitalabtrennung androhen. Sie ist genauso schlimm und grausam wie eine Kastrationsdrohung gegen einen Erwachsenen; nur ist das Kind viel hilfloser und weiß, wie hilflos es ist.

Die halben analytischen Heilerfolge, von denen manchmal in medizinischen Zeitschriften berichtet wird, gehen wahrscheinlich auf diese unberücksichtigten Intelligenzunterschiede zurück. Daher kann die hier dargestellte Selbstanalyse nicht nur unanalysierten Menschen weiterhelfen, sondern auch Menschen, die schon einmal analysiert worden sind, da dieser Prozeß zeitlich unbegrenzt ist und man daher so lange weiterarbeiten kann, bis man sich vollständig und gründlich geheilt weiß.

Normale Kinder sind hochintelligent und könnten verkappte Männer und Frauen genannt werden, obgleich es wohl viel eher wahr ist, daß Männer und Frauen verkappte Kinder sind. Der Verfasser ist nach dem Schlag, den ihm der Vater im Alter von sechs Monaten versetzte, nie wieder so intelligent gewesen wie er vorher war. Das zeigt die gut erinnerte Gedankenschnelle, mit der er vor dem Schlag die Situation erfaßte, die in dem Schlag gipfelte. Der Schlag drückte deswegen seine vorgegebene Intelligenz herab, weil er die natürliche Erfüllung von Triebwünschen ruckartig hemmte. Was also Entwicklungs- und Industriepsychologen mit Intelligenztests zu messen suchen, kann nur eine von der Umwelt bzw. sozial gesteuerte, von erworbenem Wissen gewissermaßen aufgepulverte Intelligenz sein, welche auch bis zu einem gewissen Alter zunimmt, aber nie und nimmer jene Grund- und Blitzgescheitheit, die da »Mutterwitz« heißt, weil sie »mit der Muttermilch eingesogen« wird.

»Intelligenz« wird hier natürlich als »angeborene Gedankenschnelle und Kombinationsgabe« verstanden und keinesfalls als etwas von Erfahrungswissen Angereichertes.

Die psychoanalytischen Erinnerungen des Verfassers lassen auf eine weite Kluft zwischen dem kindlichen Wirklichkeitssinn und seinen — potentiellen — Phantasien schließen; von der Wirklichkeit zur Phantasie ist also im kindlichen Denken keineswegs »nur ein Schritt«, wie die Erwachsenen manchmal meinen. Auch fragt sich grundsätzlich, ob das Kleinkind überhaupt ein Phantasieleben hat, wird es doch ohne Unterlaß mit Lebens- und Tatsachenfragen bestürmt. Phantasien steigen wahrscheinlich erst später als Produkte des Verdrängten auf. Jedenfalls ist der Abstand zwischen Wirklichkeit und Phantasie viel größer als bei manchen Erwachsenen, vor allem bei Geisteskranken.

Die von Kindheitskomplexen ausgehenden Gefühlsverdrängungen schaden dem Betroffenen über kurz oder lang mit furchtbarer Gewißheit. Zu ihren Nachwirkungen gehören insonderheit chronische Depressionen. Diese können, wie gesagt, die Verdauung und damit den Stoffwechsel des ganzen Körpers beeinträchtigen. So litt der Verfasser vor seiner Analyse an leichten Entzündungen der Nasenschleimhäute. Er suchte deswegen einen angesehenen Facharzt für Nasen-, Hals- und Ohrenkrankheiten auf, dem er bedeutete, er trage sich mit dem Gedanken an eine Psychoanalyse. Der Facharzt suchte ihm den Gedanken auszureden und wollte wissen, was er sich davon eigentlich verspreche. »Viel«, erwiderte der Verfasser. Worauf der Arzt die Achseln zuckte: »Na schön — ich bin Chirurg und kümmere mich nur um nackte Tatsachen.«

Hier sieht man wieder die von Freud so oft beklagte Unfähigkeit, seelische Tatsachen zu erkennen. Vordergründig mag sich diese Seelenblindheit durch den groben Wissenschaftsmaterialismus des neunzehnten Jahrhunderts erklären, dem auch gewichtige, ja unumstößliche seelische Tatsachen als Imponderabilien galten, die keine wissenschaftliche Aufmerksamkeit und Erforschung verdienen. Weit zutreffender aber erklärt sich wohl der grobe Wissenschaftsmaterialismus des neunzehnten Jahrhunderts – und des unseren – aus der ängstlichen Abneigung materialistischer Wissenschaftler, seelischen Tatsachen nachzuspüren, weil sie dabei unversehens ihren eigenen verdrängten Komplexen auf die Spur kommen könnten.

Im Fortgang seiner Analyse sah der Verfasser ein, daß gewisse unglückliche Wechselfälle ihn deprimiert und seine Gesundheit leicht geschwächt hatten; erst dadurch wurde er für die Schleimhautentzündung anfällig. Sobald aber diese reaktive Depression verschwunden war, ging auch die Entzündung vollständig zurück. Schon vor der Analyse hatte der Verfasser irgendwie gewußt, daß die Nasenbeschwerden erst nach den erwähnten deprimierenden Ereignissen eingesetzt hatten. Die frei assoziierende Auseinandersetzung mit den »nackten« *seelischen* »Tatsachen« schaffte die Entzündung weit gründlicher aus der Welt als der spezielle Impfstoff, den der Facharzt zubereitete.

Die Einwirkung rein geistig-seelischer Faktoren auf den Stoffwechsel erhellt auch die Tatsache, daß der bloße Gedanke an Speisen dem Hungrigen den Mund wässerig macht. Hierbei wird der Gedanke »Nahrung« von der Großhirnrinde in Nervenimpulse umgesetzt, welche die Speicheldrüsen aktivieren. Der nämliche Gedanke verursacht Absonderungen von Magensäure und Bauchspeichel, welche in den Zwölffingerdarm ausgeschieden werden. Es ist nämlich experimentell* erwiesen worden, daß hier der Gedanke *als* Impuls vom *nervus vagus* zum Magen beziehungsweise zur Bauchspeicheldrüse weitergeleitet wird. Hochkomplizierte physiologische und chemische Reaktionen im Verdauungskanal, wie die Verdauungsarbeit des diastatischen Ptyalins und des Pepsins, die Aktivierung des Fermentgemischs Trypsin durch die Wechselwirkung von Trypsinogen und Enterokina-

* Vergleiche Grafe und Heyers Versuche zum bedingten Reflex (Anm. d. Übers.).

se und die lipatische Aufspaltung der Fettmoleküle in Glycerin und Fettsäuren, können sonach allesamt rein seelisch ausgelöst werden.

Manche Leute meinen, der Patient berichte nur Gedanken, die der Analytiker in ihn hineinliest. Das ist unrichtig. Geht der Analytiker kunstgerecht vor, so beschränkt er sich darauf, den Patienten nach seinen Gedanken und nach dem Motivationszusammenhang zwischen zeitlich auseinanderliegenden freien Einfällen zu fragen. Die Wissenschaftsmaterialisten sehen also nicht, wie methodisch sauber der gute Psychoanalytiker verfährt. Angenommen, der Patient sagt dem Arzt, er denke gerade an Thema A, und etwas später, er denke nun an Thema B. Stellt sich danach heraus, daß der Gedanke A und der Gedanke B mit einem dritten Thema, C, verknüpft waren, das dem Patienten nach Thema A und B einfiel, vorher jedoch verdrängt gewesen war, so kann der Analytiker diese separaten Themenkomplexe, die doch unleugbar außerhalb und unabhängig von seiner ärztlichen Person existieren, ebenso sorgfältig beobachten und aufzeichnen wie die harten Tatsachen, welche ihm in den Naturwissenschaften gegenübertreten. Eine ordentlich durchgeführte Analyse ist sonach eine sorgfältige, objektive Seelenerforschung, welche die früheste Kindheit des Analysanden mit einbegreift.

Viele Menschen meinen natürlich, eine so sorgfältige und objektive Seelenuntersuchung sei undenkbar; dazu sei der menschliche Geist doch zu »schöpferisch« und einbildungskräftig, so daß die Phantasien und Tagträume, welche er hervorbringe, den Forscher irreführen müßten. Freud hingegen glaubte, daß kein Gebilde der Vorstellungskraft ohne Tatsachen- und Erfahrungsgrundlage sei. Diese Annahme wird von Untersuchungen gestützt.

Dies leuchtet nach einigem Nachdenken ohne weiteres ein. Der verstorbene Sir Frederick Mott sagte dem Verfasser einmal, das Gegenteil sei ihm unvorstellbar. Transsubjektive Tatsachen- und Erfahrungselemente müßten in jede Phantasie und in jeden Traum irgendwann einmal eingegangen sein; ohne solche Daten hätte das ursprünglich unbeschickte Gehirn ja gar nichts zu verarbeiten gehabt. Professor Tansley schrieb an den Verfasser:

»Phantasien sind stets geistig verarbeitete Wirklichkeitserfahrungen. Jede psychische ›Vergegenwärtigung‹ ist notwendigerweise das Gemeinschaftsprodukt äußerer und innerer Faktoren. Diese Tatsache wird viel zu oft vergessen, aus den Augen verloren oder verkannt.«

Von der Wechselwirkung zwischen Individuum und Außenwelt kann man sich ein besseres Bild machen, wenn man das Gewimmel von Protozoen unterm Mikroskop betrachtet. Die Außenfläche dieser Einzeller ist das einzige »Sinnesorgan«, das sie besitzen und durch das sie die Beschaffenheit ihrer Umwelt erkunden können. Diese Außenfläche ist daher gegenüber chemischen und anderen Reizen hochempfindlich und trägt deshalb auch oft Organellen – Wimpern und andere Vorsprünge –, die der Fortbewegung und Nahrungsaufnahme dienen. Die Zielstrebigkeit alles Lebendigen wird oft unterschätzt. Das gilt gleichermaßen für die Vielzeller (Metazoen), einschließlich der Säugetiere, zu denen wir Menschen gehören. Auch wir kennen die von uns verschiedene und unabhängige Außenwelt grundsätzlich nur durch unsere Wahrnehmungen und durch die Einwirkungen dieser Außenwelt auf unsere Sinnesorgane und durch unser allerdings hochempfängliches Nervensystem. Über die »wirkliche« Beschaffenheit der Außenwelt können wir nicht mehr ermitteln, als was unsere Wahrnehmungen uns verschaffen. Viele Wissenschaftler, deren Fach nicht die Biologie ist, sehen diese Tatsachen nicht klar genug und scheinen sich daher einzubilden, sie erforschten die Außenwelt, wie sie wirklich und *von sich aus* ist, während sie in Wahrheit bloß die von der Außenwelt in unseren Wahrnehmungen hinterlassenen Abdrücke untersuchen.

Die Tatsache, daß der Mensch die Wirklichkeit wesentlich subjektiv erfährt, ist nicht bloß theoretisch, sondern vor allem auch praktisch wichtig, begründet sie doch den Vorrang des Experiments vor der Theoriebildung.

Mit biologisch aufgeklärtem psychoanalytischen Scharfblick sollte sich also der alte Schulstreit zwischen philosophischen »Realisten« und »Idealisten« so gut wie ganz schlichten lassen. Beide Schulen haben viel für sich. Die Realisten behaupten mit guten Gründen, daß es eine Außenwirklichkeit tatsächlich gibt, da unser Nervensystem und unsere Sinnesorgane unstreitig von außen gereizt werden. Und die Idealisten haben recht mit ihrer Annahme, daß wir alles, was ist, notwendigerweise mit den Augen unseres Geistes sehen.

Bedenkt man die schier unüberwindlichen philosophischen Schwierigkeiten, welche das Problem menschlichen Wissens uns bereitet, so zweifelt man, ob die »wirkliche« Beschaffenheit materieller Dinge und der Phänomene in der Welt »draußen« überhaupt erkennbar sei. Anderseits läßt sich kaum leugnen, daß wir die materielle Welt mit unseren Experimenten fortwährend verändern.

Irren ist menschlich, und Theorien kommen und gehen. Jede Theorie aber regt uns zu neuen Experimenten an, das ist ihr großer Wert. Diese nüchterne Haltung nahm der Verfasser seinen eigenen biologischen Untersuchungen gegenüber ganz automatisch ein, weshalb er sie auch nicht so klar und knapp aussprach wie Sir J. J. Thomson (siehe Vorwort). Obgleich der Verfasser Biologe ist, beeindruckte Thomsons Bemerkung ihn tief. Das, was darin zum Ausdruck kam, deckte sich offenbar vollkommen mit dem Endergebnis seiner Lebenserfahrungen und -betrachtungen und auch mit seiner daraus entstandenen Weltanschauung.

Selbstverständlich würde kein Wissenschaftler eine experimentell widerlegte Theorie verteidigen. Darum geht es hier aber nicht. Der Gedanke, daß Theorien hauptsächlich die Grundlage für weitere Experimente abgeben, muß zunächst einmal präzise ausgesprochen werden. Danach fällt es den Wissenschaftlern leichter, ihm zuzustimmen.

Sir J. J. Thomsons Gedanke ist der herrschenden Ansicht offenbar weit überlegen. Diese Ansicht wird zum Beispiel von Dr. Irving Langmuir vertreten, der sagte:* »Der Nutzen einer Theorie liegt darin, die Ergebnisse künftiger Experimente vorhersagen zu können.« Gegenüber der nicht-experimentellen, deduktiven Haltung bedeutet das zweifellos einen Fortschritt. Sicher aber leistet eine Theorie weit mehr: Sie provoziert weitere Experimente, auch solche, welche die Theorie selbst widerlegen können, so daß

* *Nature*, 6. März 1943.

neue Wissensgebiete betretbar werden. Das Wort »provokativ« trifft auf Theorien viel besser zu als Thomsons Wort »Grundlage«, obgleich auch Thomson an den provokativen Wert von Theorien gedacht haben mag.

Man darf gespannt sein, wie lange gewisse zeitgenössische Theorien überleben und welche weiteren Experimente sie provozieren werden, ehe sie zugunsten neuer Theorien aufgegeben werden, weil sie mit den späteren Beobachtungs- und Versuchsergebnissen unvereinbar geworden sind.

Leider kennen manche Wissenschaftler die Geschichte ihres Faches nur flüchtig, sonst würden sie sich auf weit umfassendere theoretische Umwälzungen gefaßt machen, als sie es anscheinend tun. Diese Unkenntnis des Werdegangs bestimmter Einzelwissenschaften hängt zuweilen mit der Überbewertung augenblicklicher Theorien zusammen. Wer sich aber nicht bestrebt, die Geschichte seines Faches von den frühesten Anfängen her kennenzulernen, bezichtigt der sich nicht selbst des wissenschaftlichen und kulturellen Banausentums?

Als der Vater ihm die im sechsten Kapitel erwähnte Niederlage beibrachte, verdrängte der Verfasser seine Überraschung und Demütigung. Diese verdrängten Gefühle konstituieren den einzigen Teil des Ödipuskomplexes, den der Verfasser im eigenen Inneren entdecken konnte. Die Überraschung und Demütigung waren allerdings so vollständig, daß die Form des Komplexes als ausgeprägt gelten muß. Der Ödipuskomplex des Verfassers rührte aber nur von egoistischen und Nahrungsbestrebungen, nicht von sexueller Rivalität her, wie noch gezeigt wird. Hätte der Komplex sich frei weiterentwickeln können, so wäre er schließlich vielleicht in die spezifisch sexuelle Form übergegangen; daran wurde er aber von der unbewußten Erinnerung an die frühkindliche Niederlage gehindert. In vielen Fällen ist der Ödipuskomplex wohl tatsächlich sexuellen Ursprungs, und er mag auch im Falle des Verfassers sexuelle Unterströmungen gehabt haben, die von der besagten Niederlage verdrängt wurden.

Als der Verfasser Freud gegenüber seine Zweifel an der Bedeutung des Ödipuskomplexes anmeldete, sagte dieser zu ihm: »Aha! Sie haben ja auch einmal an der großen Bedeutung des Kastrationskomplexes gezweifelt. Eines Tages wird Ihnen auch noch die überragende Bedeutung des Ödipuskomplexes aufgehen.« Sicher stellen viele menschliche Anstrengungen, die nicht der Abwehr wirtschaftlicher Not gelten, Versuche dar, sich diesen Komplexen durch seelische Flucht zu entziehen. Entsprechend wird auch die normale Sexualbetätigung vieler Jugendlicher und Erwachsener von Schuldgefühlen belastet; denn die tief eingewurzelten Bestrafungsnachwirkungen, welche den Ödipuskomplex schließlich zur Verdrängung bringen, enden mit Schuldgefühlen, die über das Sexuelle hinausgehen.

Die behavioristische Frage »Denken wir bloß in Worten?« wurde im sechsten Kapitel entschieden mit »nein« beantwortet, denn der Verfasser dachte bereits als sechsmonatiges Kleinkind blitzschnell und klar, wiewohl er noch gar nicht sprechen konnte. Für rasches und klares Denken benötigt man also bloß »Ideen« von äußeren Objekten.

In allen Wissenschaftszweigen müssen für neue Ideen ständig neue Wörter erfunden werden. Aber auf die Ideen kommt man immer zuerst, die Wörter erfindet und gebraucht man hernach, um die Ideen überhaupt ausdrücken zu können. Symbole wie Wörter und Formeln sind handliche Auffanggefäße für Gedanken; ohne sie ist keine Gedankenübermittlung möglich. Trotzdem sind Wörter nur eine der vielen Kommunikationsformen, um die weit wichtigeren Gedanken oder Ideen anderen mitzuteilen.

Plato faßte das Denken als stumme Zwiesprache des Geistes mit sich selbst auf. Das kann indessen nur vom »Nachsinnen« gelten, denn bewußtes Denken ist meistens – und unbewußtes Denken stets – impulsiv und gehorcht mehr oder weniger den Triebanforderungen.

Descartes' Ansicht, daß Tiere bloße Automaten oder raffiniert gebaute Maschinen (»Kartesianische Marionetten«) ohne Intelligenz oder Vernunft seien, kommt jedem Tierkenner ausgefallen vor. Wahrscheinlich entwickelte er diese Ansicht, um die eine oder andere seiner abstrusen Ideen zu stützen. Berühmt ist er natürlich dafür, daß er die von ihm behauptete absolute Zweiheit von Leib und Seele durch eine physische Wechselwirkung* zu überbrücken suchte, welche die jedesmalige übernatürliche Beihilfe Gottes** erfordere. Er glaubte ferner, das Gehirn beeinflusse die Seele nicht direkt. Auch diese Ansicht erscheint unvernünftig und weltfremd. Die Seele kann offenbar ohne die Arbeit des Gehirns nicht bestehen; hört es auf, so hört auch die Seele auf. Eine ohne Gehirn und Zentralnervensystem als »lebendig« hingestellte Seele ist schlicht eine philosophische Vogelscheuche. Die Seele lebt so vollständig »vom« Gehirn, daß die Psychologie natürlicher- und vernünftigerweise mit der Biologie beginnen muß. Die Seele scheint vom Zentralnervensystem sozusagen als dessen unsichtbarer Fortsatz entwickelt worden zu sein. Sie erforscht die Außenwirklichkeit im Auftrag des Gehirns und prüft nach bestem Können, wann, wo und wie der Körper auf die Außenwelt einwirken soll.

So verhält es sich wohl tatsächlich. Dennoch: Wird dieser unsichtbare Gehirnfortsatz, den wir Seele nennen, beschädigt oder verschreckt, so leiden die Gesundheit und Arbeitskraft des Gehirns und des Leibes. Diese wichtige Tatsache wird von gewissen materialistischen Gedankenrichtungen in der Medizin sträflich vernachlässigt. Hier kennt man nur kranke Körper; kranke Seelen gibt es nicht.

Chronische Entzündungsherde im Hals, Verdauungskanal, in den Zähnen, Stirnhöhlen und dergleichen können sich gewiß nachteilig auf die Funktionen des Zentralnervensystems auswirken und so bestehende Seelenstörungen verschlimmern. Umgekehrt sollte man aber nicht übersehen, daß solche Entzündungen sich im Körper erst einnisten konnten, nachdem rein seelische Schocks den Stoffwechsel und die Widerstandskraft des Körpers und Zentralnervensystems herabgesetzt hatten. Seelische Belastungen allein können zu seelisch folgenreichen körperlichen Erschöpfungszuständen führen. Sitzt vor allem einmal eine Infektion fest, so tritt die Seele leicht mit dem Körper in eine wechselseitige Schädigungsspirale ein.

Der Verfasser ist völlig unvoreingenommen. Gegen die Psy-

---

* *influxus physicus*: Descartes (Anm. d. Übers.).

** *assistentia supernaturalis*: Malebranche (Anm. d. Übers.).

choanalyse wird hauptsächlich eingewendet, sie sei eine unnatürliche Prozedur; und tatsächlich ist es für den Einzelnen natürlich, garstige Erlebnisse zu verdrängen, wie sehr ihm gehäufte Verdrängungen am Ende auch seelisch und leiblich schaden mögen. Darauf läßt sich natürlich leicht erwidern, daß zum Beispiel auch chirurgische Eingriffe unnatürlich sind und viele Menschen, die heute operativ wiederhergestellt werden können, unter »natürlichen« Umständen sterben würden. Aber soweit die Analyse eine Forschungsmethode zur Aufdeckung der Ursachen psychoneurotischer und sonstiger funktioneller Störungen ist, verfängt nicht einmal das Argument der Unnatürlichkeit, welches einen ohnehin an Simpsons Erwiderung auf den Entrüstungssturm erinnert, der seiner Einführung des Chloroforms zur Narkose folgte – das sei doch »unnatürlich«! – »Unnatürlich sind auch Eisenbahnzüge und Dampfboote«, meinte er.

Nachgerade erheitert es den Verfasser, wenn gewisse Leute sich über die Psychoanalyse aufhalten und mitunter sogar mit gezückter Feder über sie herfallen, ohne sich gründlich mit ihr vertraut zu machen oder sie wenigstens kurzfristig am eigenen Leibe verspürt zu haben. Grundsätzlich aufgeschlossene Kritiker kennen wahrscheinlich bloß die (selbst-)analytische Arbeitsweise nicht; und tatsächlich gewöhnt man sich an das freie Assoziieren auch nur ganz allmählich. Wer dagegen die Psychoanalyse für ein »höchst ungesundes Thema« hält, der projiziert wahrscheinlich unter dem Druck seines seelischen Elends und Kummers und seiner Verdrängungen die eigene Geistesverfassung auf die Psychoanalyse. Leider sind heute viele Leute seelisch nicht besonders auf der Höhe.

Diese Leute spüren, daß eine analytische Behandlung ihr seelisches Elend offenbaren würde, und das nimmt sie gegen das Thema »Analyse« ein. Allerdings realisieren sie nicht, daß ihr Kummer sie chronisch deprimiert, auch wenn sie ihn verdrängt halten, und daß der analytische Prozeß immer nur so viel Kummer zutage fördert, wie der Analysand jeweils verkraften kann – dafür sorgt der »Zensor«. So ein Stückchen Kummer wird dann durch fortlaufende freie Einfälle allmählich abgebaut, und so wird die Seele nach und nach von allem Kummer befreit. Man sollte also

Vergils Geisteshaltung beherzigen und in die Tat umsetzen: *Tu ne cede malis, sed contra audentior ito.**

Einigen Menschen widerstrebt Vergils Lebensweisheit; sie halten alles Unglück des Einzelnen für sein »Schicksal« und meinen, man rühre an den Schlaf der Welt, wenn man die Schadensfolgen ausmerzt. Das ist eine sehr unvernünftige Ansicht.

Eine Schwierigkeit hat dem Verfasser während seiner Selbstanalyse wiederholt schwer zu schaffen gemacht: Wie lassen sich die schädlichen Trauma-Nachwirkungen zur Gänze beheben, wenn das Opfer – zum Beispiel der Verfasser als sechsmonatiges Kind – den traumatisierenden, hier also übermächtigen Umständen, seinerzeit hilf- und hoffnungslos ausgeliefert war? Diese Schwierigkeit ist deswegen schier unüberwindlich, weil die feindseligen Mächte damals keinen ebenbürtigen Gegner in dem Traumatisierten hatten.

In solchen Fällen konzentriert der Betroffene seine Aufmerksamkeit am besten auf die vergleichsweise gesündere und glücklichere Gemütsverfassung, die er vor der Traumatisierung besaß – bis die Lebenskraft aus jener noch früheren Zeit ihm wieder zuströmt, um das Trauma auszugleichen.

Man setze sich auch möglichst nicht Umständen aus, unter denen man erneut das Opfer feindseliger Regungen werden könnte; man richte sein Leben vielmehr so ein, daß die einst frustrierten Wünsche sich nunmehr reibungsloser erfüllen lassen.

Sicher werden viele andere Selbstanalytiker auf das gleiche Problem stoßen und es ähnlich lösen wie der Verfasser.

Es ist einfach nicht fair, der Psychoanalyse die Schuld für seelische Schwierigkeiten zuzuschieben, die der Beschwerdeführer womöglich schon hatte, ehe er überhaupt von der Analyse gehört hatte, und für welche die Analyse folglich nicht einstehen kann, die sie aber beheben könnte. Die Psychoanalyse ist somit ein sehr gesunder, von achtbaren Beweggründen bestimmter Gesprächs- und Untersuchungsgegenstand. Und wird sie sachverständig durchgeführt, so ist ihre Heilwirkung groß. Das Verfahren wurde ja von Freud entwickelt, weil es bei Psychoneurotikern gut

* Gib dem Übel nicht nach, nein, tritt ihm tapfer entgegen (Anm. d. Übers.).

anschlug. Da es aber sehr zeitraubend ist, wird es sich auf die Dauer wohl hauptsächlich als Forschungsinstrument zur Aufklärung des ursächlichen Zusammenhangs rein seelischer Störungen bewähren und so der Präventivmedizin die Mittel liefern, die Häufigkeit dieser Störungen künftig herabzusetzen. Offensichtlich ist es weit vernünftiger, praktischer und wirtschaftlicher, Krankheiten im Keime zu ersticken als sie heilen zu wollen, wenn sie sich bereits entwickelt haben – wie eindrucksvoll die Heilung dann auch sein mag. Als Forschungsinstrument zur Aufdeckung der Entstehung der Geisteskrankheiten hat die Psychoanalyse den allergrößten Wert. Wer sich dieser ihrer Anwendung blind und voreingenommen widersetzt, der kämpft wahrscheinlich gegen Windmühlenflügel. Die meisten selbständigen Forscher, die mittels unbefangener freier Einfälle kritische Seelenuntersuchungen angestellt haben, sind in mancher Hinsicht zu sehr ähnlichen Ergebnissen gelangt wie Freud und konnten seine Entdeckungen bestätigen, und zwar so oft, daß Zufallsübereinstimmungen ausscheiden. Der Verfasser hat mitunter die folgende Überlegung gehört: »Psychoanalytisch Interessierte geben sich keine Mühe herauszubekommen, warum sie eigentlich analytisch interessiert sind. Einige von ihnen interessiert es zwar ungemein, warum andere Leute sich für gewisse Fächer interessieren, aber die Ursachen ihres eigenen, analytischen Interesses sind ihnen gleichgültig und völlig unklar. Nach diesen unbekannten Ursachen möchten andere Leute nicht gern forschen, da sie natürlich höflicher sind als die Psychoanalytiker und sich scheuen, an ein mögliches Tabu zu rühren. Die faszinierende Frage ist also, warum ein psychoanalytisch Wißbegieriger sich nie fragt, weshalb er eigentlich an diesem Thema interessiert ist, da sich doch der Durchschnittsmensch gar nicht für die Analyse interessiert und sie ihm völlig gleichgültig ist.« Das erste Kapitel zeigt, daß der Verfasser sich mit dieser belangvollen Frage auseinandergesetzt hat.

Trügt den Verfasser seine Erfahrung nicht, so wird der »Analerotik« in einigen analytischen Schriften zu viel Beachtung geschenkt – zum Nachteil der weit wichtigeren frühkindlichen Komplexe. Ganz gewiß muß das Baby im ersten Lebensjahr »oralerotisch« voll und regelmäßig befriedigt werden, damit es zum glücklichen Menschen heranwachse – aber von »Analerotik« hat der Verfasser in sich selber so gut wie keine Spur ausfindig gemacht. Persönlich würde er die »Oralerotik« auch lieber »Hunger« nennen, da in ihr das Sättigungsbedürfnis überwiegt, selbst wenn sexuelle Komponenten darin enthalten sein sollten.

Wie schon angedeutet, hält der Verfasser es für wahrscheinlich, daß im Falle der rein seelisch bedingten Geisteskrankheiten verschiedene psychoneurotische Entwicklungslinien aufeinander zulaufen, in deren Schnittpunkt schließlich der Wahnsinn ausbricht. In solchen Fällen ließe sich die Geisteskrankheit verhüten, wenn man die psychoneurotischen Entwicklungslinien gleich – einzeln – an ihrem Entwicklungsort abfinge, obwohl auch besondere psychotische Elemente mit im Spiel sein mögen. Diese psychotischen Elemente könnten aber sehr wohl Ballungen und unbewußt wirksame Verdichtungen von ursprünglich rein psychoneurotischen Elementen sein.

Viele Psychoanalytiker beharren darauf, daß »verdrängte« Bewußtseinsinhalte auch im Unbewußten noch seelischer Art sind, und nicht etwa – zum Beispiel – physiologisches Material. Sie haben sicher recht, denn wie wollte man sonst Symbolbildungen und Träume erklären, die ja weitgehend vom Verdrängten ausgehen? Gesetzt, das Verdrängte werde im Unbewußten physiologisch: bleibt es dann physiologisch, wenn es ins Bewußtsein zurückkehrt, oder wird es dort wieder seelisch? Und so zyklisch immer weiter? Solche Sprünge vom Seelischen zum Physiologischen und zurück zum Seelischen sind derzeit unerklärbar. Daher fassen die Analytiker diesen Gesamtprozeß als psychisch auf, obwohl er streckenweise unbewußt verläuft. Verdrängte Bewußtseinsinhalte wirken sich ohnedies physiologisch aus – was viele Gegner der Psychoanalyse nicht wahrhaben wollen.

Interessant und – wer weiß – nutzbringend wäre eine Abhandlung über die politischen Aus- und Nachwirkungen des primitiven Allmachtsgefühls. Wird die frühkindliche Allmachtsüberzeugung verdrängt, so kann das später unübersehbare Folgen haben. Eine Analyse des Allmachtsgefühls unter diesem Aspekt könnte uns zum Beispiel gewiß über die Ursachen von Kriegen und Revolutionen aufklären.

Es wird berichtet, daß manche junge und alte Kriminelle von sich selbst und der eigenen Bedeutung übermäßig durchdrungen sind, wenn sie asoziale Handlungen begehen. Bleiben demnach Teilbeträge des primitiven Allmachtsgefühls erhalten und werden diese in die Ausübung von Verbrechen investiert, so ist klar, daß Gefängnisstrafen längst nicht so abschreckend wirken wie Körperstrafen. So können psychoanalytische Forschungsergebnisse die relative Ratsamkeit unterschiedlicher Strafrechtsordnungen mitbestimmen helfen. Das primitive Allmachtsgefühl korrumpiert die Gesinnung des Menschen, indem es ihm vorspiegelt und einredet, er sei sich selbst Gesetz. Gelegentlich gibt jemand solchen Vorspiegelungen nach, und dann wird er leicht asozial und kriminell.

Ein Leser, der dieses Buch sehr anregend fand und auch einsah, daß unsere Leiden sich weitgehend von unseren Kindheitserlebnissen herschreiben, vermißte eine wichtige Unterscheidung darin: Sind Rennpferde denn nicht sensibler als Ackergäule, und kommen Geisteskrankheiten in den oberen Klassen nicht häufiger vor als in den unteren, wenngleich Arbeiterkinder gewöhnlich derber angefaßt und härter geschlagen werden als Herrensöhne? Ein erfahrener ärztlicher Freund des Verfassers bestreitet indessen das häufigere Vorkommen von Geisteskrankheiten in den oberen Klassen.

Ein Rennpferd ist zweifellos sensibler als ein Ackergaul – seine ererbte Konstitution ist sensibler. Und Wesen von natürlicher Intelligenz und Empfänglichkeit leiden unter Mißhandlungen mehr als stumpfere Wesen. Mißhandelt man Menschen der oberen Gesellschaftsschichten, so werden sie leichter abnormal als robustere Naturen. Schläge hinterlassen nur dann einen seelischen Schaden, wenn dem Kind damit seine Triebregungen »ausgetrieben« werden sollen. Nun werden aber in den unteren Bevölkerungsschichten sexuelle Triebäußerungen längst nicht so streng unterdrückt wie in den oberen Klassen. Man muß also stets festzustellen suchen, welcher Mensch welchen schädigenden Einflüssen unterlegen ist und warum diese Einflüsse seine Neurose hervorgebracht haben.

»Wenn ich die Psychoanalytiker so reden höre«, haben einige

Leute gesagt, »dann wundere ich mich, warum nicht alle Welt verrückt ist.« Die Antwort ist klipp und klar: »Weil die normale Menschenseele von Natur aus recht stoßfest ist.« Sie kann nur mutwillig erschüttert werden, aber leider ist solcher Mutwille gang und gäbe.

Der Verfasser weiß sehr wohl, daß eine Psychoneurose nicht abheilt, sobald der Leidende sich wieder an erlittene Traumata erinnert. Vielmehr muß er die Erinnerungen an die Traumen und die traumatisierenden Umstände lange und kräftig mit seinen freien Einfällen durcharbeiten, wenn er seine Gesundheit wiederherstellen will. Ausdauerndes freies Assoziieren führt viel verläßlicher zur angestrebten seelischen Gesundung, als die Behandlung der Übertragungsneurose oder die Analyse von Widerständen es je könnten. Denn durch freie Einfälle werden die alten, nunmehr mit Ich-Abwehrmechanismen durchwachsenen Triebhemmungen viel spontaner und natürlicher aufgelöst als durch den Kampf mit Übertragungsreaktionen und Widerständen.

Der Verfasser wurde nach der Abreaktion früher verdrängter, komplexbedingter Gefühle viel heiterer und zuversichtlicher – zu seiner nicht geringen Überraschung. Wenn frühere Verdrängungen endlich ihre verborgene Gefühlsgewalt einbüßen, findet die Persönlichkeit ihr natürliches Gleichgewicht.

Mit der Zeit wird eine gediegene Psychiatrie die frei assoziierende Durchforschung des Geistes mehr und mehr zu schätzen wissen.

Es wäre einfältig, sich der Psychoanalyse als einem Allheilmittel zu verschreiben. Der Mensch muß auch, will er gesund bleiben, gut wohnen, schlafen und essen und seinen Körper reichlich in frischer Luft üben. Gleichwohl ist die Analyse nicht nur psychotherapeutisch wirksam, sie feuert den Menschen auch an, sein Leben gedeihlich einzurichten; dafür kann sich der Verfasser verbürgen.

So werden die zwischenmenschlichen Schwierigkeiten eines Analysanden durch die natürlichen Aufbaufunktionen des Ichs und die biologische Anpassungsfähigkeit des Organismus von selbst behoben, ohne daß sich der Analysand im geringsten um diese oder jene psychodynamische Theorie kümmern müßte, die gerade im Umlauf ist. Ein furchtloser Abstieg ins Reich der Triebregungen führt automatisch zu besserer psychosozialer Anpassung.

Man könnte meinen, ein Psychoneurotiker würde, auch ohne Analyse, allein durch den Kontakt mit freundlichen und frohen Menschen umgestimmt, mit Menschen, die viel umgänglicher sind als die düsteren und erdrückenden Gestalten seiner Kindheit. Der Haken ist nur der, daß der Psychoneurotiker selbst frohen und freundlichen Menschen auf die Nerven geht.

Kant mußte trotz seiner Aufstellung des kategorischen Imperativs zugeben, daß er nicht wüßte, was das Gewissen sei* — es sei einfach die letzte Instanz. Dagegen hat die Psychoanalyse den Ursprung und Entwicklungsgang des Gewissens weitgehend erforscht. Auch in dieser Beziehung ist die Psychoanalyse viel scharfsinniger als die Philosophie. Jemand hat zutreffend kommentiert, Freuds Werk habe erwiesen, daß der Mensch »kein rationales, sondern ein rationalisierendes Tier« sei, und Philosophen rationalisieren oft. Frühkindliche Komplexe zum Beispiel prägen die philosophische Haltung eines Menschen einschneidend vor. Sie veranlassen ihn besonders, sich von der gefürchteten Wirklichkeit abzuwenden und sich statt dessen in Ideale und Abstraktionen zu verlieben.

Erforscht jemand seine ehemaligen kindlichen Interessen psychoanalytisch, so stellen diese sich unweigerlich als vollkommen unschuldig heraus. Selbst wenn die Erwachsenen einige dieser Interessen »sexuell« nennen — einige sind tatsächlich Vorläufer und Komponenten des reifen Geschlechtstriebs —, so kommen sie dem Kind gleichwohl ganz harmlos und berechtigt vor. Die absolute kindliche »Unschuld« kann daher von den Namen, mit denen Erwachsene das kindliche Verhalten belegen, nicht in ihr Gegenteil verkehrt werden. Erst wenn das Kind für seine — beispielshalber — sexuelle Neugier bestraft wird, fühlt es sich — beispielsweise sexuell — strafwürdig und schuldig. Dieser Zusammenhang ist so deutlich, daß der Verfasser glaubt, daß alle »Schuldgefühle« mit

* Zum Exempel: »Es ist ein moralischer Grundsatz, der keines Beweises bedarf« (Kant; Anm. d. Übers.).

bewußten oder unbewußten (verdrängten) Erinnerungen an körperliche oder seelische Bestrafungen verknüpft sind.

Körperliche Bestrafungen sind, wie gesagt, unbedingt notwendig, um das Kind zum Gehorsam zu erziehen, so daß es später sittlich handeln lernen kann. Mit der Zeit werden die dem Kind aufgezwungenen Verhaltensnormen der Persönlichkeit einverleibt, und nun richtet sich das Kind unwillkürlich nach ihnen. Schließlich nimmt es sich ältere Menschen zum Vorbild, läßt sich deren Vorschriften gefallen und differenziert so, beobachtend und aufmerkend, seinen Moralbegriff und sein sittliches Urteilsvermögen. Wären diese moralerzieherisch unerläßlichen Züchtigungen aber nicht auch seelisch wirksam, so würde das Kind die Wünsche und Vorschriften seiner Erzieher unbekümmert in den Wind schlagen, wann immer sie seine primitiven Wünsche vereiteln. Wer gründlich analysiert ist, weiß, daß der Mensch seine Moralvorstellungen auf diese Weise erwirbt. Sittlichkeitslehren sind natürlich das Ergebnis rein gesellschaftlicher Übereinkünfte; andere Völker, andere Sitten, andere Zeiten, andere Greuel.

Die Ergebnisse der Psychodynamik können von seriösen Philosophen nicht länger ignoriert werden. Wollen zeitgenössische philosophische Systembildner daher ernst genommen werden, so müssen sie den fundamentalen seelischen Reaktionen jedes Einzelnen Rechnung tragen, selbst wenn einige der frühesten Reaktionen der Verdrängung verfallen. Besonders deshalb hat der Verfasser nach seelischen Eindrücken geforscht, die er vor dem sechsten Lebensmonat empfing. Seine Hoffnung, sie zu entdecken, hat sich aber trotz langer Analyse zerschlagen.

Der menschliche Geist liebt es offenbar, nach außen zu blicken, auf die dingliche Welt, ehe er sich nach innen kehrt und sich selbst anblickt. Sokrates war wahrscheinlich der erste Philosoph, jedenfalls in der abendländischen Welt, der sich um die Prüfung und Lösung der Probleme des subjektiven Wissens bemühte. Bekanntlich verfocht er die Ansicht, daß man sich gegen vermeintliches und scheinbares Wissen am besten durch Selbsterkenntnis wappne. Darin liegt die Bedeutung seines berühmten Bekenntnisses zum eigenen Nichtwissen und die ihm zugeschriebene Bemerkung: »Das einzige, was ich weiß, ist, daß ich nichts weiß.«

Als der Völkerkundler Bronislaw Malinowski bestimmte melanesische Stämme auf den Trobriand-Inseln studierte, konnte er unter den eigentlichen Trobriandern, denen Verdrängungspraktiken von Kindheit an wesentlich fremd sind, keinen einzigen hysterischen Mann und keine einzige hysterische Frau finden; es gab nicht einmal Neurastheniker. Nirgends sah er nervöse Ticks, Zwangshandlungen oder Zwangsvorstellungen. Auf den benachbarten, von Menschen ähnlicher Abstammung bewohnten Amphletten-Inseln, wo in der Kindheit und auch später Verdrängungen eine weit größere Rolle spielten, war Malinowskis erster und stärkster Eindruck, daß er hier Neurastheniker vor sich hatte. Malinowski gemäß finden die psychoanalytischen Entdeckungen in einer eingehenden vergleichenden Untersuchung dieser beiden Nachbarstämme ihre glänzende, außereuropäische Bestätigung.

Bücher zur weiteren Lektüre

Der Verfasser hat die unten folgenden Bücher nützlich und anregend gefunden. Er führt sie unbeschadet anderer verdienstvoller Schriften auf.

Keinesfalls aber kann man die Psychoanalyse aus Büchern erlernen – so wenig wie vergleichende Anatomie oder Chirurgie. Lesen ist kein Praxisersatz. Es ersetzt nicht einmal die oberflächlichste Analyse. Nur durch eine wirkliche Psychoanalyse kann man die in diesem Buch erörterten psychologischen Prozesse am eigenen Seelenleben erfahren und geistig verarbeiten.

Praktische Arbeit ist natürlich in allen Wissenschaften grundlegend. Sie liefert uns die Erfahrungstatsachen, auf denen wissenschaftlich ernst zu nehmende Bücher fußen. Darum hofft der Verfasser, daß der Leser sein Buch zusammen mit anderen einschlägigen Schriften praktisch nutzbringend finde.

Freud, S. (1916–17): *Vorlesungen zur Einführung in die Psychoanalyse*. Gesammelte Werke. Frankfurt (Fischer) 1960 ff.

Dr. Ernest Jones sagt im Vorwort: »In Zukunft können wir die oft gehörte Frage ohne Zögern beantworten und sagen: ›Mit diesem Buch sollte man das Studium der Psychoanalyse beginnen.‹ «

Das Buch ist klar und fesselnd geschrieben und zeigt Freuds geistige Redlichkeit und seinen Scharfsinn. Der erste Teil stellt die Lehre von den Fehlleistungen dar (eine Zusammenfassung der *Psychopathologie des Alltagslebens*), der zweite erörtert die Hauptprobleme der Traumdeutung (*Der Traum*), der dritte behandelt die allgemeine Neurosenlehre, die Symptombildung, die Angst und vieles andere. Die Vorlesungen ersetzen somit drei Bücher.

Tansley, A. G.: *The New Psychology and its Relation to Life*. London (George Allen and Unwin).

Dieses Buch wurde von dem ehemaligen Forschungsleiter des Verfassers in Cambridge geschrieben. Aufgrund seines inhaltlichen Materials, der soliden Ansichten des Autors und des interessanten Stils eignet es sich vorzüglich dazu, das Interesse an der Thematik weiter anzufachen.

Rickman, J.: *A General Selection from the Works of Sigmund Freud.* London (The Hogarth Press).

Eine verkürzte, aber zusammenhängende und verständliche Darstellung der Psychoanalyse in Freuds eigenen Worten. Leicht lesbar und nützlich.

Horney, K.: *Self-Analysis.* New York (Norton). Dt.: *Selbstanalyse.* Frankfurt (Fischer – Geist und Psyche) 1982.

Leser des vorliegenden Buches werden dieses Buch sehr anregend finden. Es behandelt hauptsächlich die Vorteile der Selbstanalyse wie auch ihre Schwierigkeiten.

Brill, A. A.: *Fundamental Conceptions of Psycho-Analysis.* London (George Allen and Unwin).

Dieses interessante, leicht lesbare Buch wurde von einem Experten dieses Gebietes geschrieben. Leser, die Freuds eigene Bücher etwas zu anspruchsvoll finden, mögen es nützlich finden. Es weist auf viele Möglichkeiten einer breiten Nutzanwendung psychoanalytischer Entdeckungen hin.

Jones, E.: *Essays in Applied Psycho-Analysis.* London (The Hogarth Press).

Das Buch ist eine Sammlung von dreizehn Artikeln zum Thema. Der Autor hat mit bemerkenswerter Geduld und mit Eifer Hinweise auf Literatur aus allen Teilen der Welt zusammengestellt.

Jones, E.: *Collected Papers on Psycho-Analysis.* London (Ballière, Tindall & Cox).

Das Buch besteht aus einer interessanten und nützlichen Sammlung von 40 Veröffentlichungen zu diesem Thema.

Freud, S.: *Gesammelte Werke.* Frankfurt (Fischer) 1960 ff.

(1899–1901): *Die Traumdeutung,* Bd. II und III.

(1913–1917): *Zur Geschichte der psychoanalytischen Bewegung,* Bd. X.

Triebe und Triebschicksale, Bd. X.

Das Unbewußte, Bd. X.
Metapsychologische Ergänzung zur Traumlehre, Bd. X.

Diese drei Bände enthalten einige der wichtigsten Originalbeiträge von Freud und sollten unter allen Umständen von jenen gelesen werden, die sich einem ernsthaften Studium dieses Themas widmen möchten.

Lorand, S. (Hrsg.): *Psycho-Analysis Today.* London (George Allen and Unwin).

Dieses Buch vermittelt eine gute Vorstellung von der modernen Betrachtungsweise vieler menschlicher Probleme und stellt in einem Band alle Aspekte der Psychoanalyse dar, die sich im Lauf von fünfzig Jahren ergeben haben.

Ferenczi, S.: *Further Contributions to the Theory and Technique of Psycho-Analysis.* London (The Hogarth Press). Dt. in: *Bausteine zur Psychoanalyse.* Bern (Huber) 1969.

Eine sehr lehrreiche Sammlung von über 70 langen und kurzen Beiträgen eines Autors, von dem eine sehr große Zahl der ursprünglichen Ergebnisse der Psychoanalyse stammt.

Abraham, K.: *Selected Papers on Psycho-Analysis.* London (The Hogarth Press).

Ein sehr nützliches, wertvolles Buch von einem der Pioniere auf diesem Gebiet. Von besonderem Interesse für Psychologen und Erzieher.

The International Journal of Psycho-Analysis. London (Baillière, Tindall & Cox).

Neben vielen Originalbeiträgen enthält diese Zeitschrift auch zahlreiche Buchrezensionen und Kurzfassungen von Veröffentlichungen. Aufgrund dieser Informationen über weiterführende Lektüre werden Studenten, die das Studium der Psychoanalyse ernsthaft betreiben, es sehr nützlich finden, sich die älteren Bände zu beschaffen oder durchzusehen. Einige Ausgaben enthalten auch Namen und Adressen von praktizierenden Analytikern.

The Psycho-Analytical Review.

Diese Zeitschrift ist der Zeitschrift *The International Journal of Psycho-Analysis* sehr ähnlich.

Vom Verfasser des vorliegenden Buches:

Plant Life on East Anglian Heaths. Cambridge (The Cambridge University Press) 1925.

The Study of Vegetation. London (Blackie & Son Ltd.) 1926.

Verlagsgemeinschaft Ernst Klett Verlag –
J. G. Cotta'sche Buchhandlung
Aus dem Englischen übersetzt von Gunter Mecke
Die Originalausgabe erschien unter dem Titel
»A Practical Method of Self-Analysis«
im Verlag George Allen & Unwin Ltd., London

Printed in Germany 1984
Umschlag: Manfred Muraro
Satz: Steffen Hahn, Kornwestheim
Druck: Wilhelm Röck, Weinsberg

CIP-Kurztitelaufnahme der Deutschen Bibliothek

Pickworth Farrow, Ernest:
Bericht einer Selbstanalyse: e. Methode,
unnötige Ängste u. Depressionen abzubauen/
Ernest Pickworth Farrow. Mit e. Vorw. von Sigmund Freud.
[Aus d. Engl. übers. von Gunter Mecke]. –
Stuttgart: Klett-Cotta, 1984
Einheitssacht.: A practical method of self analysis <dt.>
ISBN 3-608-95236-5

Ella Freeman Sharpe
Traumanalyse

Einführung von Masud Khan
Aus dem Englischen übersetzt von Ulrike Stopfel
Standardwerke der Psychoanalyse
1984. 206 Seiten, Leinen mit Schutzumschlag
ISBN 3-608-95183-0

Anhand einer Fülle von Traummaterial unternimmt Ella Freeman Sharpe die Aufhellung der Traummechanismen (Verdichtung, Verschiebung, Symbolisierung, Dramatisierung, sekundäre Bearbeitung). Dabei geht sie von der Einsicht aus, daß die Traumarbeit und die grammatische Struktur der Sprache denselben Gesetzen folgen.